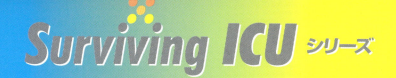

重症患者の痛み・不穏・せん妄 実際どうする？

使えるエビデンスと
現場からのアドバイス

布宮 伸 編

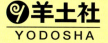

謹告

　本書に記載されている診断法・治療法に関しては，発行時点における最新の情報に基づき，正確を期するよう，著者ならびに出版社はそれぞれ最善の努力を払っております．しかし，医学，医療の進歩により，記載された内容が正確かつ完全ではなくなる場合もございます．

　したがって，実際の診断法・治療法で，熟知していない，あるいは汎用されていない新薬をはじめとする医薬品の使用，検査の実施および判読にあたっては，まず医薬品添付文書や機器および試薬の説明書で確認され，また診療技術に関しては十分考慮されたうえで，常に細心の注意を払われるようお願いいたします．

　本書記載の診断法・治療法・医薬品・検査法・疾患への適応などが，その後の医学研究ならびに医療の進歩により本書発行後に変更された場合，その診断法・治療法・医薬品・検査法・疾患への適応などによる不測の事故に対して，著者ならびに出版社はその責を負いかねますのでご了承ください．

序

　これまでの集中治療は，重症患者の救命に主眼が置かれていました．もちろん患者の救命が第一なのは今日でも変わりはありませんし，これからもその優先順位が変わることはないでしょう．しかし，現在の集中治療はそれのみにとどまることなく，患者救命後，すなわち，患者がICUを退室し，さらには退院した後の社会生活までを見据えた治療が求められるようになってきています．同じように救命できるなら，さらにより良い方向で社会に還元を，という考えです．この領域における近年の研究成果は目覚ましいものがあり，キーワードは，集中治療中の①適切な鎮痛，②必要最低限の鎮静，③せん妄対策，④早期リハビリテーションです．そして日常臨床における現時点での集大成ともいえるものが，2013年に米国集中治療医学会より公表された「2013 PAD guidelines」であり，また，日本集中治療医学会が2014年に公表した「J-PADガイドライン」です．

　本書は，羊土社の「Surviving ICUシリーズ」として企画された，重症患者の「痛み・不穏・せん妄管理」のための臨床ガイドブックです．執筆は，臨床現場で実際にこの領域に取り組んでおられる，わが国のオピニオンリーダーの先生方に，「2013 PAD guidelines」や「J-PADガイドライン」の内容を踏まえた上で，臨床現場で直面することが想定される疑問に対する「現場からのアドバイス」的な解説をお願いしました．対象とする読者層は，これからの日本の医療を支える若手医師および中堅クラスの集中治療看護師を想定しています．「2013 PAD guidelines」や「J-PADガイドライン」には，これまでの固定観念を覆す内容が随所に盛り込まれています．ですから，「今までこのやり方で問題なかったんだから…」という方には向いていないかもしれません．しかし，本書をお読みいただいた皆さんには，是非，今後の集中治療の潮流を理解していただけるものと信じますし，わが国の集中治療の現状で本当は改善が必要な点が多々あることも理解していただけると思います．

　本書が，重症患者管理に携わる医療者にとって，患者予後を少しでも良い方向に導くための道標になってくれれば幸いです．

　Intensive aftercare after intensive care…

2015年1月

布宮　伸

Surviving ICU シリーズ

重症患者の痛み・不穏・せん妄 実際どうする？

使えるエビデンスと現場からのアドバイス

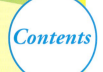

序 .... 布宮 伸 3

執筆者一覧 7

第1章 痛み対策〜実際どうする？

1. ICU患者の「痛み」にはどんなものがあるか？ .... 西 信一 10

2. 痛みの評価は成人ICU患者で日常的に行われるべきか？
   また, ICU患者の痛みの評価法にはどのようなものがあるか？ .... 川副 友 18

3. 痛みの評価は誰が行うべきか？ .... 吹田奈津子 26

4. ICU患者の痛み対策にはどのような鎮痛法を行うか？
   また痛みを伴う処置に対する先行的な鎮痛の方法は？ **Pro/Con** ...... 井上荘一郎 30

5. 非麻薬性オピオイド鎮痛薬の有効性にはエビデンスはあるか？ .... 井上荘一郎 39

第2章 不穏対策：鎮静管理〜実際どうする？

1. 成人ICU患者には, 鎮静が必要か？ .... 布宮 伸 46

2. 成人ICU患者は浅い鎮静深度で管理すべきか？ **Pro/Con** .... 布宮 伸 50

3. 人工呼吸管理中の成人患者の鎮静深度と鎮静の質の評価は
   どのように行うか？ **Pro/Con** .... 鶴田良介 55

Pro/Con ：各テーマにおける賛成論・反対論をあげている項目です

4. 人工呼吸管理中の「毎日の鎮静中断法」の有効性と方法は？
　　　　　　　　　　　　　　　　　　　　　　　　　　　松尾耕一，讃井將満　61

5. 人工呼吸管理中の「浅い鎮静深度を目標とするプロトコル」の
　 有効性と方法は？ **Pro/Con**　　　　　　　　　　　　　　福永真由子　66

6. 人工呼吸管理中の成人患者の鎮静には，ベンゾジアゼピン系鎮静薬
　 よりも非ベンゾジアゼピン系鎮静薬を使用すべきか？ **Pro/Con**　……　鶴田良介　73

7. 成人重症患者管理におけるベンゾジアゼピン系鎮静薬の位置付けは？
　　　　　　　　　　　　　　　　　　　　　　　　　　　　　　行岡秀和　79

8. 脳機能の客観的指標を，非昏睡，筋弛緩薬非投与患者の鎮静深度を
　 評価するために使用すべきか？筋弛緩薬投与下ではどうか？　……　加藤正哉　85

第3章　せん妄対策～実際どうする？

1. 重症患者に発症するICUせん妄は一般病棟で発症するせん妄と同じか？
　　　　　　　　　　　　　　　　　　　　　　　　　　　　　　岸　泰宏　92

2. 成人ICU患者のせん妄発症は，予後にどう影響するか？
　 また，せん妄評価をルーチン化することで患者予後は改善できるのか？
　　　　　　　　　　　　　　　　　　　　　　　　　　　　　　古賀雄二　99

3. 成人ICU患者のせん妄のモニタリングはどのように行うか？ **Pro/Con**
　　　　　　　　　　　　　　　　　　　　　　　　　　　　　　卯野木 健　106

4. 成人ICU患者のせん妄発症に関連した危険因子は何か？ **Pro/Con**　……　鶴田良介　112

5. ICUせん妄に対する薬理学的予防は可能か？　……………　山本良平，林　淑朗　118

6. せん妄を発症してしまった成人ICU患者に対して，
　 どのように対応すべきか？ **Pro/Con**　　　　　　　　　本澤大志，安田英人　129

7. ICUにおいて，非薬物的せん妄対策プロトコルはせん妄発症や
　 期間を減少させるために使用すべきか？　　　　　　　　　　　古賀雄二　137

第4章 リハビリテーション〜実際どうする？

1. ICUにおいて，せん妄の発現抑制あるいは期間短縮を目的に
   早期リハビリテーション介入を行うべきか？ ……………………… 神津 玲 148

2. ICUにおいて早期リハビリテーション介入は，どのような患者に対して，
   いつから何をどのように進めていけばよいか？ …………………… 神津 玲 153

第5章 PADマネジメント〜実際どうする？

1. 痛み・不穏・せん妄をコントロールするための対策の
   プロトコル化は有効か？ ………………………………………… 長谷川隆一 160

2. ガイドラインやプロトコルを教育的・効果的に運用するために
   有用な取り組み方は？ …………………………………………… 茂呂悦子 168

3. 非挿管患者（NPPVを含む）において鎮痛・鎮静を行うべきか？ … 長谷川隆一 174

4. 人工呼吸管理中などの成人重症患者に対して，身体拘束を行うべきか？
   …………………………………………………………………… 茂呂悦子 182

索　引 …………………………………………………………………………… 187

■ 本文中の文献一覧の★はエビデンスレベルを表しています

★★★：大規模（概ねワンアーム100症例以上）のRCT（LRCT）
★★：上記以外のRCT
★：大規模（概ね200症例以上）の観察研究（LOS）

執筆者一覧

■ 編　集

布宮　伸　　自治医科大学 麻酔科学・集中治療医学講座 集中治療医学部門

■ 執　筆（掲載順）

布宮　伸　　自治医科大学 麻酔科学・集中治療医学講座 集中治療医学部門

西　信一　　兵庫医科大学 集中治療医学科

川副　友　　和歌山県立医科大学 救急集中治療医学講座

吹田奈津子　日本赤十字社和歌山医療センター 看護部

井上荘一郎　自治医科大学 麻酔科学・集中治療医学講座 麻酔科学部門

鶴田良介　　山口大学医学部附属病院 先進救急医療センター

松尾耕一　　新東京病院 集中治療部

讃井將満　　自治医科大学附属さいたま医療センター 麻酔科・集中治療部

福永真由子　Maine Medical Center, USA

行岡秀和　　大阪行岡医療大学 医療学部理学療法学科救急医学講座

加藤正哉　　和歌山県立医科大学 救急集中治療医学講座

岸　泰宏　　日本医科大学武蔵小杉病院 精神科

古賀雄二　　山口大学医学部附属病院 看護部

卯野木健　　筑波大学附属病院 集中治療室

山本良平　　亀田総合病院 集中治療科

林　淑朗　　亀田総合病院 集中治療科

本澤大志　　武蔵野赤十字病院 救命救急センター

安田英人　　武蔵野赤十字病院 救命救急センター／亀田総合病院 集中治療科

神津　玲　　長崎大学病院 リハビリテーション部

長谷川隆一　筑波大学附属病院 水戸地域医療教育センター／水戸協同病院 救急・集中治療科

茂呂悦子　　自治医科大学附属病院 看護部

第1章

痛み対策
～実際どうする？

第1章 痛み対策〜実際どうする？

1. ICU患者の「痛み」にはどんなものがあるか？

西 信一

Point
- ICU患者は常に痛みを感じていることをすべてのスタッフが理解しなければならない
- 鎮痛優先の鎮静は痛みの本質を考えれば重要な介入方法である
- 痛みを放置すれば多くの点で患者に不利益を与える

はじめに

　重症患者の痛みに対応する時に大切なのは，すべてのスタッフが患者の訴える痛みに対して同じ方向に鎮痛介入することであろう．このためにまずは「痛みとは？」という定義付けを皆が理解しなければならない．そのうえで痛みを訴える患者を前にして医療スタッフが共通のイメージを形成することが必要である．実際の介入にあたってはガイドライン，バンドル，プロトコルが有用なツールになる．本稿ではガイドライン，バンドル，プロトコルの意味と使い方を解説した後，改めて「集中治療領域での痛み」を定義する．さらに，「心の天秤ばかり」モデルを紹介して共通イメージの形成の一助となるようにしたい．

1 ガイドライン，バンドル，プロトコルの意味と使い方

　診療ガイドラインとは，医療現場において適切な診断と治療を補助することを目的として，病気の予防・診断・治療・予後予測など診療の根拠や手順についての最新の情報を専門家の手でわかりやすくまとめた指針である．**ガイドライン**は最新の情報をまとめた指針であり，当然実際使用される各施設の状況によって運用が異なる場合も考えられる．これに対して実臨床において適切な診断と治療を補助するためには**プロトコル**が必要とされる．ガイドラインを各施設の実情に合わせたプロトコルに変換させるには，一度ガイドライ

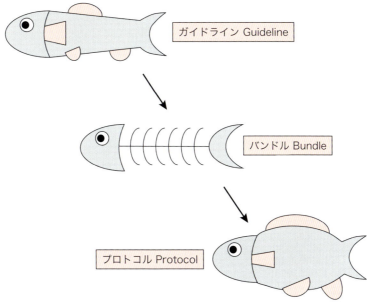

図1 ●ガイドライン，バンドル，プロトコルの概念

ンの本質をまとめたものがあることが好ましい．この本質をまとめたものが**バンドル**と呼ばれる（図1）．ガイドライン，バンドルとプロトコルの言葉の使い方に留意いただきたい．

❷「痛み」の定義と「集中治療領域での痛み」の実際

　欧米との統一性をとるためにはPainに対してどのような日本語を当てるかが最初の大きな問題点である．PainはInternational Association for the Study of Pain（IASP）によってAn unpleasant sensory and emotional experience associated with actual or potential tissue damage, or described in terms of such damage.（実際に何らかの組織損傷が起こったとき，または組織損傷を起こす可能性があるとき，あるいはそのような損傷の際に表現される不快な感覚や情動体験）と定義される．したがってPainには感覚や情動体験的な要素が多く含まれる（表1）．

　日本語でいう痛みにも身体的苦痛，心理的苦痛，社会的苦痛，スピリチュアルペインが含まれており「全人的苦痛（トータルペイン）」といわれる（図2）．しかし，現実にICUで経験する痛みは，多くは最も狭義の身体的苦痛のなかの痛みであり，拡大解釈しても不安やいらだちが入ってくるにすぎないと考える．

　そこで，今回の「痛み」の定義については「（集中治療領域での）痛み」として，身体的苦痛と心理的苦痛を含めた．ただし，今後ICUの活動拡大のためには社会的苦痛やスピリチュアルペインも痛みとして取り扱う必要があろう．

表1 さまざまな痛み

分類	小分類	定義	例
侵害受容性痛 nociceptive pain	生理的な痛み	健常な組織を傷害するか，その危険性をもつ侵害刺激が加わったために生じる痛み	機械刺激，熱刺激，化学刺激
	炎症性痛	生理的な痛みではないが，侵害受容器を介した，侵害受容性痛	組織破壊の結果，炎症部位で産生されるブラジキニン，ATPやプロトンなどの発痛物質やプロスタグランジン（PG）などの感作物質
神経因性痛 neurogenic pain	神経因性痛 neurogenic pain	神経系の一過性の機能異常による痛み	ターニケットペイン，しびれ
	神経障害痛 neuropathic pain	体性感覚神経系の損傷や疾患によって引き起こされる痛み	三叉神経痛，帯状疱疹後神経痛など
心因性痛 psychogenic pain		体の異常によるものではなく，心理的な原因に由来する痛み	

1994年のIASPの慢性痛分類（Mersky and Bogduk）

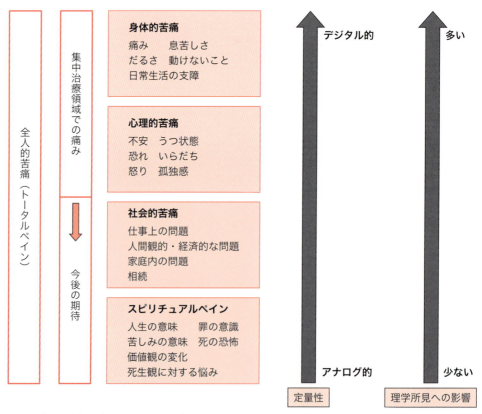

図2 全人的苦痛（トータルペイン）

③ 鎮痛，鎮静，不穏などを理解するモデル〜心の天秤ばかり

このような定義に従ってICUに入室している患者の気持ちを図に表してみる（図3）．「心の天秤」の向かって左側には負のイメージの要素（痛い，苦しい，だるいなど）が載せられていくのに対して，右側にはプラスイメージ（心地よい，幸せ，清々しいなど）が載せられる．ICUなどでは負の方が多いと考えられるので目盛は苦悩を示すであろう．ほどよくバランスがとれていれば平静になるかもしれない．

「鎮痛」というのはこういった天秤で「痛い」の玉を取ってやる操作をイメージすればわかりやすい．うまく「痛い」の玉が取れれば目盛は平静に近づく．この際，欧米では主流であるオピオイドを使うならば右側に多幸感の玉を置くことにもなり，より平静の方に目盛を向けやすいと考えられる．また，取る時には大体の重さがわかれば力の入れ加減がわかる．つまり痛みの評価をすることで介入の必要性，タイミングを決めることができる．

天秤の釣り合いは目盛で表現されるが，鎮痛のない鎮静では無理に目盛だけをつかんで平静にもっていくことがイメージされる．このような際には天秤の腕と目盛にはねじれの力が発生する．このねじれの力が不穏として観察される．

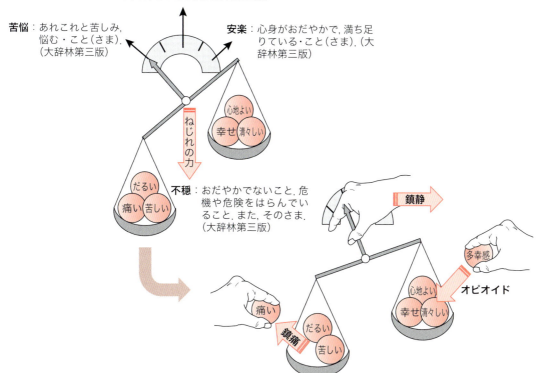

図3 「心の天秤ばかり」モデル

このようなモデルを想定すれば，鎮痛のない鎮静では見かけは良い鎮静であっても患者のなかでは思わぬ反応が生じている可能性もあり，せん妄を招来するかもしれないことが理解できる．また，ひとたびせん妄が発症すれば，完全に深い鎮静をする（秤をリセットする）しかひずみは直せないこともわかる．

鎮痛優先が大事なことはエビデンス[1]をもって示されている．「心の天秤ばかり」モデルを想定してもまず鎮痛を行うことが大事である．

❹ 痛みがもたらす生理的影響

少し古い文献であるが，以下に痛みがもたらす生理的影響についてのレビュー[2]を紹介する．本レビューの痛みに対する考え方が現在のガイドラインにも反映されている．しかし，本レビューで提起された問題点はまだ全部解決したわけではないので今後の検討が期待される．

● Analgesia for trauma and burns. Crit Care Clin, 15：167-184, 1999
要約：外傷や火傷関連の痛みの生理的影響ならびに臨床医の鎮痛方法選択の影響について，胸部外傷を対象にして検討した．外傷は反射や生理的ストレス反応，さらに生理的応答を惹起し，生体に全体的な影響を及ぼすことが認められた．時宜を得た鎮痛が，これに対応して生体が弱体化することを阻むことができると考えられる．鎮痛は「人道的なしぐさ」としてだけではならない．機能の早い回復という目標を設定した治療的な介入や，状態が良くない慢性病患者の緩和の意味もある．特に肺合併症を有する外傷患者では，局所麻酔薬を用いた局所の鎮痛方法には他の鎮痛方法に勝る利点があるという証拠がある[3]．しかし，他の医療行為と同様に合併症と副作用を考えて適用を計画しなければならない．全身および局所の薬物によるバランスのとれた多様的鎮痛は開胸後痛の研究で最善の短期および長期の結果を得た．

重症患者では常に菌血症，敗血症を念頭において治療介入する必要がある．表2にも示すように，痛みがもたらす生理的影響のなかでも免疫反応の変化は感染症に大きく関与する．このために鎮痛介入は必要なわけであるが，逆に鎮痛介入が免疫反応を変化させることも考慮しなければならない．以下の報告[4]は臨床の立場で鎮痛介入とナチュラルキラー細胞毒性の関係を報告したものである．同様の基礎的な報告[5,6]も参考文献に供覧する．

表2 ● 外傷に対する神経液性反応 Neurohumoral response

活性化因子	神経刺激（Aδ，求心性C繊維） サイトカイン[13]－炎症性因子
全身的反応	カテコラミンの増加と交感神経活動の増強 コルチゾール[14]，成長ホルモン，副腎皮質刺激ホルモンACTH，プロラクチンの増加 レニン，アンギオテンシン，アルドステロン，バソプレッシンの増加 急性相反応物－血液凝固亢進[15] 免疫反応の変化
局所的反応	胸部－上腹部外傷：肺機能障害 腹部外傷：消化管機能障害 筋－骨格損傷：攣縮と変形

文献2より引用

● Effects of anesthesia based on large versus small doses of fentanyl on natural killer cell cytotoxicity in the perioperative period. Anesth Analg, 82：492-497, 1996

要約：手術侵襲と全身麻酔はナチュラルキラー細胞毒性（natural killer cell cytotoxicity：NKCC）を含む免疫機能を抑える．この抑制は麻薬性物質に起因しているかもしれない．大量フェンタニル鎮痛（LDFA）と少量フェンタニル鎮痛（SDFA）の2つのプロトコルの効果を比較した．40人の患者は半分ずつおのおののプロトコルに割り当てられた．おのおのの群において，半分の患者は悪性疾患に対して，半分は良性疾患に対して手術を受けていた．両群において手術後24時間でNKCCは同様に抑えられた．NKCCは手術後第2日までにSDFA患者で対照値に戻ったがLDFA患者ではまだかなり抑えられていた．これらの結果は，大量のフェンタニル鎮痛がNK細胞機能の長い抑制を引き起こすことを示している．

❺ 痛み対策が不十分な場合の患者予後に対する影響

　外科症例においては手術部位感染（surgical site infection：SSI）は，ICU入室期間や入院期間を延長させる要因である[7] [LRCT]．同時に患者予後にも影響する．また，外科創傷感染の発生は，組織酸素分圧と非常に相関している[8]．痛み対策と組織酸素分圧の関連について検討された良質のエビデンス[9]があるので紹介する．

● Postoperative pain and subcutaneous oxygen tension. Lancet, 354：41-42, 1999

要約：外科創傷感染の発生は，組織酸素分圧と非常に相関している[10]．一方，術後痛はアドレナリン作動性神経活動を賦活化して血漿カテコラミン濃度を著しく増やす[11]．この結果，細動脈血管収縮により創部血液灌流量が減少して組織酸素分圧が低下する．術後痛は皮下酸素分圧を減少させる，という仮説を検証した．

膝の手術を受けた30人の成人患者．皮下酸素分圧計は，おのおのの患者の上腕の横に挿入された．腕での組織酸素分圧の評価は創部での評価を正確に反映する[12]．

手術終了後，関節内にリドカイン（良質の痛み治療群）か生理的食塩水（標準的な痛み治療群）が投与されるよう無作為に割付けされた．両群ともに術後の痛みは，PCAシステムによってオピオイドが静脈内投与された．有意差の認められたのは痛みスコアであった．また，皮下酸素分圧もリドカイン群で有意に高値であった．十分に制御されていない手術関連痛が組織酸素分圧をかなり減らすことが示された．

❻ まとめ

　重症患者における痛みは患者の生理的な反応を変化させ，呼吸，循環，免疫などの重要な機能に影響を及ぼす．このために鎮痛介入が必要不可欠であるが鎮痛薬自体が同様の影響を招来する可能性も考慮しなければならない．大切なことは「患者が痛いという時には痛みは存在する」という当たり前のことを常に忘れることなく，時宜を得た鎮痛介入を行うことである．このためにガイドライン，バンドル，プロトコルの特徴を重症患者に関連するすべての職種のスタッフが理解し，良いタイミングで痛みを評価し適切な鎮痛介入を行うことが肝要である．日頃からすべてのスタッフ間で各患者の病状を考慮した鎮痛・鎮静法について議論する環境が大切であろう．

文献

必読 1) Devabhakthuni S, et al：Analgosedation：a paradigm shift in intensive care unit sedation practice. Ann Pharmacother, 46：530-540, 2012

2) Hedderich R, et al：Analgesia for trauma and burns. Crit Care Clin, 15：167-184, 1999
　→レビュー

3) Eriksson-Mjöberg M, et al：Preoperative infiltration of bupivacaine -- effects on pain relief and trauma response (cortisol and interleukin-6). Acta Anaesthesiol Scand, 41：466-472, 1997

必読 4) Beilin B, et al：Effects of anesthesia based on large versus small doses of fentanyl on natural killer cell cytotoxicity in the perioperative period. Anesth Analg, 82：492-497, 1996

5) Pollock RE, et al：Mechanism of surgical stress impairment of human perioperative natural killer cell cytotoxicity. Arch Surg, 126：338-342, 1991

6) Peterson PK, et al：Stress and pathogenesis of infectious disease. Rev Infect Dis, 13：710-720, 1991
　→レビュー

7) Kurz A, et al：Study of wound infections and temperature group. Perioperative normothermia to reduce the incidence of surgical wound infection and shorten hospitalization. N Engl J Med, 334：1209-1215, 1996 ★★★

8) Hohn DC, et al：The effect of oxygen tension on the microbicidal function of leukocytes in wound and in vitro. Surg Forum, 27：18-20, 1976

必読 9) Akça O, et al：Postoperative pain and subcutaneous oxygen tension. Lancet, 354：41-42, 1999 ★★

10) Hopf HW, et al：Wound tissue oxygen tension predicts the risk of wound infection in surgical patients. Arch Surg, 132：997-1005, 1997 ★

11) Halter JB, et al：Mechanism of plasma catecholamine increases during surgical stress in man. J Clin Endocrin and Metab, 45：936-944, 1977

12) Gottrup E, et al：Directly measured tissue oxygen tension and arterial oxygen tension assess tissue perfusion. Crit Care Med, 15：1030-1036, 1987

13) Moore CM, et al：Effects of extradural anaesthesia on interleukin-6 and acute phase response to surgery. Br J Anaesth, 72：272-279, 1994

14) Møller W, et al：Effect of posttraumatic epidural analgesia on the cortisol and hyperglycaemic response to surgery. Acta Anaesthesiol Scand, 26：56-58, 1982

15) Haljamäe H：Thromboprophylaxis, coagulation disorders, and regional anaesthesia. Acta Anaesthesiol Scand, 40：1024-1040, 1996

第1章 痛み対策〜実際どうする？

2. 痛みの評価は成人ICU患者で日常的に行われるべきか？また，ICU患者の痛みの評価法にはどのようなものがあるか？

川副 友

Point

- ICU患者は皆，苦痛という痛みを抱えている！
- 過不足のない鎮痛には日常的に患者の痛みを把握することが不可欠！
- 痛みを感じている可能性がある時は常に疼痛評価のタイミングである！
- ICUにおける疼痛評価には主観的疼痛スケールと客観的疼痛スケールがあり，主観的疼痛スケールを優先する！
- 正しい疼痛コントロールなくして理想的なICU管理はない！

はじめに

　2013年，10年ぶりに米国集中治療医学会が改訂したICU患者管理のためのガイドライン「Clinical Practice Guideline for the management of Pain, Agitation and Delirium in Adult Patients in the Intensive Care Unit」[1]，通称2013 PAD guidelinesのなかで，最も基本となるのが疼痛と鎮痛に関する項目である．2014年にわが国で新しく発表されたJ-PADガイドラインにおいても，その考え方は全く同様である．鎮静やせん妄管理に代表されるICU管理をうまく実践しようとするなら，疼痛を理解し，正しく鎮痛を実践できなければならない．本稿ではすべての基本となる疼痛と鎮痛の特徴と評価法に関して述べる．

症例

　80歳女性．肺炎による酸素化障害があり経口挿管のうえ人工呼吸器管理を要している．P/F ratioが200と酸素化不良を認めるほかはバイタルは安定している．簡単な意思疎通は可能であるが，はっきりとはせず，痛みの主観的疼痛スケールでは痛みをself-reportできない状態である．したがって痛みの客観的疼痛スケールを用いたもののBehavioral Pain Scale（BPS）では5／12点と強い痛みはないという判断となったため鎮痛薬は使用せず，プロポフォールを少量使用し安静を保っている．

❶ ICU患者における疼痛とは何か？

　読者の皆さんは「ICU患者が感じる疼痛」というと，どういう痛みを想像するだろうか．痛みというと，骨折部や創部に代表される体性痛や腹部臓器における内臓痛などを想像するだろうか．挿管患者では口腔から気管にかけて異物が留置されているうえ，非生理的な呼吸を強いられることも多いため多彩で強い痛みを呈するであろう．しかし，疼痛を苦痛と表現するとどうだろうか．痛みに対する解釈はもっと広くなり，すべての身体的あるいは精神的抑制要素に対して甚大な苦痛を感じるのではないだろうか．言い換えればICU治療，ICU管理自体が苦痛の対象なのではないだろうか．床上で非日常の環境に陥って，心身とも自由を奪われた状態で，孤独と不安に苛まれる状況は最大の苦痛なのではないだろうか．

　International Association for the Study of Pain[2]によって痛みは，「実際に何らかの組織損傷が起こったとき，または組織損傷を起こす可能性があるとき，あるいはそのような損傷の際に表現される，不快な感覚や情動体験」と定義されている．疼痛をコントロールすることを理解するためには，疼痛が及ぼす影響について理解しなければならない．痛みのストレスは循環や代謝，精神活動に有害な影響を及ぼすことがわかっている．内因性カテコラミンの過剰分泌は，細動脈血管収縮を引き起こし組織酸素分圧の低下につながり[3]，異化亢進や脂質分解を介して筋肉萎縮を促進[4]し，さらには免疫能の低下にも関係するという[5]（「第1章-1．ICU患者の「痛み」にはどんなものがあるか？」参照）．

　2013 PAD guidelinesでは，「内科，外科および外傷部門の成人ICU患者は，安静時も通常のICUケアにおいても日常的に疼痛を感じている」とし，ICU患者はどんな状態であっても疼痛を感じていると強調している．われわれが正しくICU患者を管理するためには，多様でとてつもない苦痛がICU患者に存在するという認識を，すべてのチームスタッフがもたなければならない．

❷ 痛みの評価は成人ICU患者で日常的に行われるべきか？

　前項を踏まえて2013 PAD guidelinesでは「すべての成人ICU患者について，定期的に疼痛を評価することを推奨する」とあり，疼痛評価は日常的に行うべきである．ICU患者管理全体において疼痛コントロールはなくてはならない基礎となる．2013 PAD guidelinesの鎮静管理もせん妄対策もpain controlなくしては成り立たないのである．2013 PAD guidelinesの内容全体を俯瞰すると，理想的なICU管理とは**「鎮痛ファースト，最小限の鎮静，安楽の追及，認知機能の維持，早期リハビリテーション」を包括的にチームとして管理すること**である．これを達成するためには鎮痛ファーストが基盤として実践されなけ

a）Numeric Rating Scale（NRS）

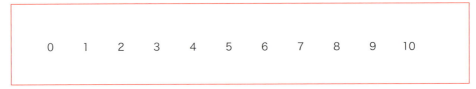

(文献7より引用)

b）Visual Analogue Scale（VAS）10cm

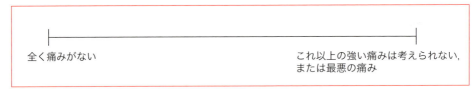

図1 ● Numeric Rating Scale および Visual Analogue Scale
(文献8より引用)

ればならないのである．実際にPayen JFらによると疼痛評価を実施した患者群の方が，実施しなかった患者群と比べて人工呼吸管理期間やICU滞在期間の短縮が得られており，その理由に鎮痛薬や鎮静薬の適正投与を挙げている[6]．

われわれの施設では，看護師が中心となり日勤帯には2時間に1回は疼痛の評価を行うとしている．しかし夜間は疼痛評価のためだけに安眠を妨げる必要はないとしている．また，覚醒トライアルを実施している日中の間は，ことあるごとに声をかけ疼痛の評価を兼ねたコミュニケーションを行っている．ICUでの疼痛の特徴の1つは，体動や体位交換時に痛むということであり，日々の変化を評価するのではなくその都度評価する必要がある．また2013 PAD guidelinesでは「バイタルサインによって疼痛評価はできない」としながら，「バイタルサインの変化があれば疼痛評価を行う」ことはよいとされており，頻呼吸，頻脈，高血圧，散瞳傾向などがあれば疼痛の再評価をするべきである．つまりICUにおいて疼痛評価のタイミングとは**体位変換，おむつ交換，吸引などの看護介入や処置時，リハビリ介入時に加え，バイタル変化，苦悶表情の表出が見られた際など患者が痛みを感じている可能性がある時すべてが疼痛評価のタイミングである．**

❸ 疼痛の評価法

ICUでは患者のコミュニケーション能力のレベルによって疼痛の評価法を使い分ける必要がある．

1）主観的疼痛スケール

　まず，意識レベルがよく，痛みを self-report できる患者には，がん性疼痛などの慢性疼痛や術後痛，神経痛などの疼痛評価ツールとして広く使用されている**主観的疼痛スケール**を使用できる．J-PAD ガイドラインにおいて推奨されているのは **Numeric Rating Scale（NRS）**や **Visual Analogue Scale（VAS）**である（図1）．どちらも最大の痛みに対して現状の痛みを数字ないしは目盛上で表してもらうものである．これらは経口挿管下でも意思疎通できるような患者であれば患者の痛みを反映でき，痛みの推移もわかりやすく大変有用である．気を付けなければならないのは，こういった疼痛のスケールをどのタイミングで評価するのかである．疼痛は体動や咳嗽によって増強すると考えられるが，ただ単に「今の痛み」と聞いてしまうと体動や咳嗽に伴った痛みの評価をしそびれる可能性があるのだ．さらに ICU 患者における疼痛評価における課題は，ICU 患者のコミュニケーションの困難さと痛みの多彩さにある．覚醒トライアルや鎮静薬の daily interruption を実施し覚醒を促しても，自由に物事を伝えることができない患者は多い．そういう患者ではどこの痛みが何点なのかを厳密に聞き出すことが容易ではないのである．挿管痛なのか，創痛なのか，頭痛があるのか，神経痛なのか，抑制による四肢の痛みなのか，姿勢による腰痛や背部痛なのか，そしてそれぞれが何点なのか．コミュニケーションが完全にとれない患者における疼痛評価は非常に難しいのである．

主観的疼痛スケールが評価できるのは ICU 患者のごく一部だけ？？

　実際に当施設で意識障害がないと期待される定期・緊急手術後患者や外傷患者 95 例を対象に疼痛の評価を実施した 2,932 場面を検討．NRS が実施できたのは 681 場面であり，23％であった．思ったよりも主観的疼痛スケールを評価できる場面は限られているようだ．

2）客観的疼痛スケール

　2013 PAD guidelines では「鎮静レベルが深いか意識レベルが悪く，うまく痛みを self-report できない場合には主観的疼痛スケールが使用できないため Behavioral Pain Scale（BPS）ないし Critical-Care Pain Observation Tool（CPOT）がもっとも妥当で信頼性のある評価ツールである」とされている（表1, 2）．この2法は類似しているため基本的に使い分けはないと言える．BPS では，患者の①苦痛表情，②疼痛のための四肢緊張，③呼吸器同調性をそれぞれ1点（痛みなし）から4点（痛み最強）に評価しすべてを加算して求める．痛みを検出しなければ3点であり最高に痛みを検出すれば12点となる．CPOT では，患者の①苦痛表情，②疼痛のための体動，③疼痛のための四肢緊張，④呼吸器同調性および発声内容をそれぞれ0点（痛みなし）から2点（痛み最強）に評価し加算して求める．痛みがなければ0点，最高に痛みを検出すれば8点となる．BPS 6点以上，CPOT 3点以上は介入の対象であるとされる．

表1 ● Behavioral Pain Scale（BPS）

項目	説明	スコア
表情	穏やかな	1
	一部硬い（たとえば，まゆが下がっている）	2
	全く硬い（たとえば，まぶたを閉じている）	3
	しかめ面	4
上肢	全く動かない	1
	一部曲げている	2
	指を曲げて完全に曲げている	3
	ずっと引っ込めている	4
呼吸器との同調性	同調している	1
	時に咳嗽，大部分は呼吸器に同調している	2
	呼吸器とファイティング	3
	呼吸の調整がきかない	4

（文献9より引用）

表2 ● Critical-Care Pain Observation Tool（CPOT）

指標	状態	説明	点
表情	筋の緊張が全くない	リラックスした状態	0
	しかめ面・眉が下がる・眼球の固定，まぶたや口角の筋肉が萎縮する	緊張状態	1
	上記の顔の動きと眼をぎゅっとするに加え固く閉じる	顔をゆがめている状態	2
身体運動	全く動かない（必ずしも無痛を意味していない）	動きの欠如	0
	緩慢かつ慎重な運動・疼痛部位を触ったりさすったりする動作・体動時注意をはらう	保護	1
	チューブを引っ張る・起き上がろうとする・手足を動かす/ばたつく・指示に従わない・医療スタッフをたたく・ベッドから出ようとする	落ち着かない状態	2
筋緊張（上肢の他動的屈曲と伸展による評価）	他動運動に対する抵抗がない	リラックスした	0
	他動運動に対する抵抗がある	緊張状態・硬直状態	1
	他動運動に対する強い抵抗があり，最後まで行うことができない	極度の緊張状態あるいは硬直状態	2
人工呼吸器の順応性（挿管患者）	アラームの作動がなく，人工呼吸器と同調した状態	人工呼吸器または運動に許容している	0
	アラームが自然に止まる	咳きこむが許容している	1
	非同調性：人工呼吸の妨げ，頻回にアラームが作動する	人工呼吸器に抵抗している	2
または 発声（抜管された患者）	普通の調子で話すか，無音	普通の声で話すか，無音	0
	ため息・うめき声	ため息・うめき声	1
	泣き叫ぶ・すすり泣く	泣き叫ぶ・すすり泣く	2

（文献9より引用）

Verbal Rating Scale（VRS）

痛みなし	少し痛い	痛い	かなり痛い	耐えられないくらい痛い

Prince Henry Pain Scale：PHPS　術後疼痛スケール

0：咳をしても痛まない
1：咳をすると痛むが，深呼吸では痛まない
2：深呼吸すると痛むが安静にしていれば痛まない
3：多少安静時痛はあるが鎮痛薬は必要でない
4：安静時痛があり鎮痛薬が必要である

図2 ● Verbal Rating Scale および Prince Henry Pain Scale
（文献10より引用）

　ここに潜む問題は，BPSやCPOTに代表される客観的疼痛スケールでは強い疼痛でなければスコア化されないという懸念である．強い疼痛は当然鎮痛されなければならないが，患者を苦しめる軽度から中等度の疼痛に対しては必ずしも高い感度があるとは言えないようである．想像してみてほしい，BPSが6点以上になる患者にそうそう出会うだろうか？ICU管理においてはBPS 5点以下，CPOT 2点以下に関しても疼痛管理の対象ではないかという観点が必要である．

　著者らは必ずしも痛みの評価を厳密にしなければ疼痛評価の意味をなさないとは考えていない．特にICUにおける疼痛のケアでは，全体として苦痛の緩和という要素が大きいと考えているため，詳細が得られなくとも疼痛管理は可能であると考えている．10点のうち5点なのか7点なのかというスコアでなく，体動時に痛むのか，じっとしていても痛むのか，我慢できる程度なのかという情報がICU患者管理に役立つ情報であるからである．そこで，筆者らはYesかNoかを返答できる程度に意識が保たれている患者であれば評価できる，より簡便なツールでもいいのではないかと考えている．大事なことは評価方法そのものではなく，組織として導入した方法を確実に実施し患者のために役立てることである．

> ▶▶▶ **現場からのアドバイス**
>
> ### 2013 PAD guidelines で推奨されていない簡便な疼痛評価ツール
>
> 　例えばVerbal Rating Scale（VRS）やPrince Henry Pain Scale（PHPS）などが参考になるため紹介しておく（図2）．
>
> ### より多くの患者に使用できる主観的（客観的）疼痛スケールの試み
>
> 　当施設では，ICUにおける覚醒患者に対するより簡便かつ広く使用できる鎮痛スケールを目指

してPatient-oriented Simple Pain Scale（PSPS）という以下のような評価スケールを試している（表3）.

　覚醒しているICU患者の1,230場面についてNRSとPSPSを同時に試みたところ，NRSが評価できなかった549場面においてもPSPSでは評価することができた．さらにNRSとPSPS両方が評価可能であった681場面の結果からPSPSの評価がNRSの結果と相関する（$R^2 = 0.55$，$P < 0.0001$）ことがわかった．つまりこのPSPSはICUにおいてより多くの患者に妥当な疼痛スケールとして使用できる可能性がある．参考にしていただきたい．

表3　Patient-oriented Simple Pain Scale（PSPS）

スコア	患者の訴え		表情（客観）
0	疼痛なし		
1	体動時，咳嗽時のみ疼痛を訴えるが安静時には疼痛なし		
2	安静時に痛みを伴う	耐えられる（軽度の痛み）	
3		耐え難い（鎮痛薬を希望する）	

4　鎮痛評価の実践

　冒頭の提示症例は高齢の肺炎患者である．高齢者では深鎮静かつ臥床による廃用の進行が深刻である．積極的な急性期からのSAT（spontaneous awakening trials）/SBT（spontaneous breathing trials），早期リハビリテーションが必要となる．そのためには無駄な鎮静薬使用を減らすためにも鎮痛を図らなければならない．高齢の患者はフェンタニル0.5〜1.0μg/kg/時程度の少量のオピオイドで十分に苦痛を緩和でき，鎮静薬を必要としないことさえある．前述のごとく看護介入や処置，リハビリ時には常に声をかけて痛みの評価をする必要があるかを判断する．主観的疼痛スケールを試みて評価が可能でなければ，客観的疼痛スケールを使用する．常に主観的疼痛スケールが可能であればそちらを優先する．意識の状態は刻々と変化するため，毎回同じスケールとは限らないからである．夜間安眠が得られている場合には疼痛評価のためだけに安眠を妨げる必要はないものと考える．疼痛評価の結果，BPS5点と言えども痛みがあると判断された場合には鎮痛強化を検討する必要があり，痛みがない状況が続いていればオピオイドの投与量を減らせるか検討しなければならない．Open ICUなど医師がすぐに対応できない環境では事前に疼痛コントロールのプロトコルを作成しておくとよい．この症例ではBPSが5点であっても少量のフェンタニルを使用し，むしろ日中はプロポフォールを切って認知機能を最大限に引き出し早期リハビリテーションを実施する努力が必要である．

5 ICU患者管理における疼痛コントロールの位置づけ

　　ICU患者管理全体において疼痛コントロールはなくてはならない基盤となる．2013 PAD guidelinesの不穏対策もせん妄対策もpain controlなくしては成り立たない．2013 PAD guidelinesの内容全体を俯瞰すると，理想的なICU管理とは鎮痛ファースト，最小限の鎮静，安楽の追及，認知機能の維持，早期リハビリテーションを包括的にチームとして管理することである．これらを達成するための基盤が鎮痛ファーストであり，そのためには鎮痛の評価が欠かせない．本稿が，ICU患者管理が広く向上するうえでお役に立てれば幸いである．Save patient's life keeping personality！〜命だけを救うことなかれ！〜

文献

必読 1) Barr J, et al：American College of Critical Care Medicine. Clinical practice guidelines for the management of pain, agitation, and delirium in adult patients in the intensive care unit. Crit Care Med, 41：263-306, 2013

2) International association for the study of pain：IASP taxonomy. [cited 2013 December 1]. Available from: http://www.iasp-pain.org/Education/Content.aspx?ItemNumber=1698

3) Akça O, et al：Postoperative pain and subcutaneous oxygen tension. Lancet, 354：41-42, 1999 ★★

4) Hedderich R & Ness TJ：Analgesia for trauma and burns. Crit Care Clin, 15：167-184, 1999

5) Peterson PK, et al：Stress and pathogenesis of infectious disease. Rev Infect Dis, 13：710-720, 1991

必読 6) Payen JF, et al：Pain assessment is associated with decreased duration of mechanical ventilation in the intensive care unit：a post Hoc analysis of the DOLOREA study. Anesthesiology, 111：1308-1316, 2009

7) Kremer E, et al：Measurement of pain：Patient preference does not confound pain measurement. Pain, 10：241-248, 1981

8) Huskisson EC：Measurement of pain. Lancet, 9：1127-1131, 1974

必読 9) 日本集中治療医学会J-PADガイドライン作成委員会：日本版・集中治療室における成人重症患者に対する痛み・不穏・せん妄管理のための臨床ガイドライン．日集中医誌, 21：539-579, 2014

10) Pybus DA & Torda TA：Dose-effect relationships of extradural morphine. Br J Anaesth, 54：1259-1262, 1982

第1章 痛み対策〜実際どうする？

3. 痛みの評価は誰が行うべきか？

吹田奈津子

Point
- ICUに入室している患者には，常に何らかの痛みがあると考えてよい
- 痛みの評価は，患者にかかわるすべての医療従事者が共通のスケールを用いて行う
- 患者の痛みがあるというサインを医療従事者は見逃してはならない

はじめに

　2013 PAD guidelinesでは痛みの評価は誰が行うべきか，というのは明記されていない．このことは患者に常に多くの職種がかかわっている欧米では当然のことなのかもしれない．日本でもチーム医療が推進されているなか，患者の苦痛の根源であると考えられる痛みの評価を，誰が，いつ，行うべきか，というよりも，患者の苦痛を取り除くためにはどのようにしていけばよいか，ということから考えるのが適当である．

　J-PADガイドラインのなかでは，日本の現状もふまえ「医師，看護師，臨床工学技士，薬剤師，理学療法士など，患者管理にかかわるすべての職種が，共通の痛み評価スケールを使用して定期的・継続的に評価を行うことを提案する（＋2C）」としている．ICUに入室している患者は常に何らかの痛み・苦痛があり，その場面に遭遇するのは，24時間患者の近くにいる看護師の場合が多いと考えられるため，評価する機会が多いのも看護師である．しかし，ICUでの治療の形態から考えると，その時，患者のそばにいる医療従事者が痛みを評価することで，患者が痛みを感じたとき，または痛みを感じる可能性があるときに，タイムリーに介入することができ，患者にとって良好な鎮痛を行うことができる．

❶ ICU入室中の患者の痛み

　ICUに入室している患者は，安静時でも強い痛みを経験している，ということがわかっている[1〜3]．また，ICUで多く行われるような胸腔ドレーンの抜去や創処置時にも，もちろん痛みを感じている[4,5]．また，人工呼吸管理中の患者は，疼痛，恐怖，不安，緊張などをストレスフルな経験として挙げており，気管チューブに関連したストレスフルな体験が恐怖や睡眠障害と関連しているとされている[6]．ICUに入室している患者には，常に何らかの痛みがあるということになる．そして，患者の痛みがあるというサインは，非薬物的または薬物的な介入が必要であるというサインである，と受け止めなければならない．

❷ 痛みの評価は誰が行うのがよいか？

　そうなると，何らかの介入が必要なほどの痛みがあるときに，患者の近くにいた医療従事者が痛みを評価するのが最も効率的であり，患者にとっての満足度も高くなる．ICUでは集学的な治療が行われるため，患者の治療そのものがチーム医療であり，さまざまな職種が常に患者にかかわっている．ICU入室中の患者の痛みの状態から考えると，誰が痛みの評価を行うのがよいか，というよりもむしろ，**患者の痛みがあるというサインを，だれかが必ず受け止められるようにしておく**，ということが必要である．

　職種で言うと，24時間患者の近くでケアを行っている看護師の場合が多くなると考えられるが，診察中や検査中なら医師，リハビリテーション中なら理学療法士など，その時の状況が一番把握できる医療従事者が評価できるのが理想である．

　そのためには，患者にかかわるすべての医療従事者が，患者の痛みがあるというサインを受け止められ，それを正しく表現できる，すなわち，痛みを評価できるようになっておく必要がある．また，痛み評価に共通の痛み評価スケールを使用すると，患者の痛みの程度を共有することができ，鎮痛管理について多職種でディスカッションすることができる[7]．ICUにおける鎮痛・鎮静管理の質改善プロジェクトのなかには，多職種への評価スケールの教育が含まれており，そのプロジェクトの実践により，鎮痛・鎮静薬の使用量の減少，浅い鎮静の実現，患者のせん妄のない覚醒時間の増加があったとされている[8]．痛みのコントロールへの医療チームの関与が，患者の鎮痛効果を高めたという明確な報告はないが，患者の痛みを適切なタイミングで評価することで，患者の痛みのパターンや鎮痛の効果を多職種間で共有でき，患者にとって良好な鎮痛に近づくことができる．

❸ 患者が参加する鎮痛

患者自身が鎮痛・鎮静のコントロールに関与することによる効果もみられている。人工呼吸管理中の患者が自分でpatient-controlled sedation（PCS）ボタンを押して薬剤の注入を行うことによって，患者の快適性を保持できたとの報告もある[9]。またICUで術後管理した食道亜全摘術後患者に自己調節硬膜外鎮痛法（patient controlled epidural analgesia：PCEA）を使用し，早期リハビリテーションが促進される[10,11]など，効果的な鎮痛が患者の治療にもよい影響を及ぼす。J-PADガイドラインでも患者の痛みの自己申告が痛みの評価であり，ゴールドスタンダードであるとしているように，患者自身が評価し，ある程度の範囲は患者自身が痛みをコントロールすることは効果的である。しかし，ICUに入室している患者で，自分でボタンを押せるほど意識レベルがよい，または手指が自由に動かせる，ということは少ない。やはり，患者が「痛みがある」というサインを発したときに，そばにいる医療従事者が痛みを評価し介入の必要性を判断する，ということが必要になる。

しかし，意識のよい患者では，PCEAを看護師が管理するより患者自身で管理した方が痛みのコントロールが良好であった[12]という報告もあり，今後はICUであっても，痛みのコントロールに関する患者指導や人工呼吸管理中の上肢のリハビリテーションなども含め，患者が参加できる方法を考慮していく必要がある。

▶▶▶ 現場からのアドバイス

チームでの鎮痛：リハビリテーション中の痛みの評価

他動運動などの関節運動時の痛みはリハビリテーションに伴う痛みである。しかし，術後の創部痛がひどく，リハビリテーションが進まないときには，安静時と座位での痛みの程度を，スケールを用いて評価し，医師，看護師，理学療法士などで共有することで，どのような鎮痛処置を行うかを話し合って決定することができる。また，普段の体位変換のときの痛みと違うのか，異常な痛みなのかどうかなどに，リハビリテーション中の理学療法士も気付くことができる。

また，多職種で鎮痛管理をしていく場合，痛みの評価→鎮痛のための介入→痛みの評価の一連の行為の記録が重要である。電子カルテなどで共有すれば，カンファレンスの機会を頻繁にもてなくても，質の高い鎮痛・鎮静が提供できる。

◆ 文献

1) Chanques G, et al：A prospective study of pain at rest：incidence and characteristics of an unrecognized symptom in surgical and trauma versus medical intensive care unit patients. Anesthesiology, 107：858-860, 2007
2) Stanik-Hutt JA, et al：Pain experiences of traumatically injured patients in a critical care setting. Am J Crit Care, 10：252-259, 2001
3) Gélinas C：Management of pain in cardiac surgery ICU patients：have we improved over time? Intensive Crit Care Nurs, 23：298-303, 2007

4) Siffleet J, et al：Patients' self-report of procedural pain in the intensive care unit. J Clin Nurs, 16：2142-2148, 2007

5) Puntillo KA, et al：Patients' perceptions and responses to procedural pain：results from Thunder ProjectⅡ. Am J Crit Care, 10：238-251, 2001

6) Rotondi AJ, et al：Patient's recollections of stressful experiences while receiving prolonged mechanical ventilation in an intensive care unit. Crit care med, 30：746-752, 2002

7) 平賀一陽, 並木昭義, 福井次矢, 他：疼痛のアセスメント. 「Evidence-Based Medicineに則ったがん疼痛治療ガイドライン」(日本緩和医療学会「がん疼痛治療ガイドライン」作成委員会/編), 真興交易, pp12-14, 2000

8) Hager DN, et al：Reducing deep sedation and delirium in acute lung injury patients：a quality improvement project. Crit care med, 41：1435-1442, 2013 ★

9) Chlan LL, et al：Patient-controlled sedation：a novel approach to sedation management for mechanically ventilated patients. Chest, 138：1045-1053, 2010

10) Saeki H, et al：Postoperative management using intensive patient-controlled epidural analgesia and early rehabilitation after an esophagectomy. Surgery Today, 39：476-480, 2009

11) 佐藤新, 佐藤明日香, 渡辺浩規, 他：ICUにおける食道癌術後の呼吸器合併症に対する早期離床の効果. 日看会論集：成人看Ⅰ, 41：244-247, 2011

12) 大沢朗子, 中西絵里, 佐藤啓, 他：PCEAによる術後疼痛コントロールにおける自己管理法と看護師管理法の比較. 日看会論集：成人看Ⅰ, 39：85-87, 2009

第1章 痛み対策〜実際どうする？

4. ICU患者の痛み対策にはどのような鎮痛法を行うか？ また痛みを伴う処置に対する先行的な鎮痛の方法は？

井上荘一郎

Point

- 集中治療室においても，痛みや侵害刺激によって生じる生体の反応は患者に不利益をもたらすので，これらを評価して，抑えることが重要である
- 鎮痛薬投与の原則は，効力順に，各患者に必要な量を設定し，有効な血中濃度が維持できるように投与して安静時の鎮痛を図り，突出痛への対応もすることである
- 集中治療室において使用する鎮痛薬はオピオイドが主体であるが，体動時や侵襲時の痛みを抑えることは難しい．そのようなときには，局所麻酔薬やケタミンを併用する
- ガイドラインでは硬膜外鎮痛の推奨は限定的である．しかし，これは「硬膜外鎮痛の鎮痛効果が他と同等」という意味ではない

はじめに

　集中治療室（ICU）ではこれまで痛みの治療が軽視されてきており，その背景には，ICUの医療従事者における鎮痛法や痛みの評価，あるいは痛みが生体に及ぼす影響に関する知識の不足や，患者ごとの鎮痛処置の偏り，医療者間のコミュニケーション不足があるのではないか，という指摘がある[1]．加えて，気管挿管・鎮静患者の多いICUでは患者が痛みや苦痛を感じているかがわかりにくい点や，侵襲的な処置に対する反応が軽視されがちなことも要因と考えられる．しかし，痛みという感覚だけでなく侵害刺激によって生じる生体の反応は患者に不利益をもたらしうることから，ICUでの鎮痛は重要な課題であるといえる．

　その中で，痛み，不穏，せん妄管理に関するガイドライン（2013 PAD guidelines）[2]が2013年に米国集中治療医学会から出され，2014年にはこれに準じつつわが国独自のものも含めた「日本版・集中治療室における成人重症患者に対する痛み・不穏・せん妄管理のための臨床ガイドライン」（J-PADガイドライン）[3]が発表された．本稿では，これらを参考に，ICUでの鎮痛法について具体例を挙げながら述べる．

❶ 痛みの治療の原則

表に示すように，痛みとは言葉を用いて表現される個人の感情，情動体験である．そこで，患者が痛みを訴えた時には痛みが存在すると認識しなければならない[3]．痛みの治療には非薬物療法と薬物療法があり，どのような場面でもリラクゼーションや療養環境の調整といった前者の効果を無視してはいけない．薬物療法の一般的な原則は，以下のとおりである．

- 非オピオイドから開始して，効果が不十分であればオピオイドを加える ⇒「効力順に投与」
- 鎮痛薬は，患者の症状や状態に応じて使用する ⇒「個別に量を検討」
- 定時投与や持続投与を行う ⇒「血中鎮痛薬濃度の維持」
- 体動や処置に際して痛みが悪化するときは，程度に応じてレスキュー薬を投与する ⇒「突出痛への対処」

❷ ICUでの鎮痛の特殊性と鎮痛の目標

「意識のない患者へ鎮痛薬は必要か？」「鎮静中の患者は痛みを感じるのか？」「鎮痛の目標は何か？」という問いと，その答えでこの特殊性と目標が理解できる．表からわかるように，疾病や投薬によって情動や感覚の認知が完全に抑制されていれば「痛み」は感じないが，鎮痛処置は必要である．なぜなら，無意識状態で鎮痛処置なしに「意識があれば痛みを起こす侵害刺激」が加わると，逃避や振り払い反応，交感神経活動の亢進など大脳皮

表 ● 侵害刺激と生体の反応に関する用語の解説

痛み	「実際に組織損傷が起こったか，あるいは組織損傷の可能性のあるとき，またはそのような損傷を表す言葉によって述べられる不快な感覚と情動体験」と定義される．「言葉によって述べられる」とあるが，仕草で伝えられることもある．定義どおりにいえば，感覚や情動の認知機能が抑制されている状態では「痛みを感じない」といえる．しかし，感じないからといって，鎮痛薬なしで強い侵害刺激を加えてはいけない．また，言葉や仕草で表現がないから患者が痛みを感じていない，とはいえない．人工呼吸管理や鎮静薬，筋弛緩薬の影響によって患者は感じている痛みを表現できない場合がある．
ノシセプション	侵害刺激に対して大脳皮質よりも遠位の神経系で起きる変化．しかめ面などの表情の変化，逃避反応，振り払い反応，心拍数や血圧の上昇，発汗，瞳孔径拡大といった反応が起きる．このとき必ずしも痛みを伴う必要はない． ノシセプションという用語は，臨床の現場では一般的ではない．意識のない患者に侵害刺激が加わり心拍数が増加した時などに「痛みがある」，「患者が痛がっている」という表現が用いられることも多い．筆者もこの表現を使うことはあるし，他のスタッフが使っているのを咎めることはない．しかし，侵害刺激に対する生体の反応としては「痛み」と厳密に区別されるものであることは理解しておくとよい．
鎮痛	痛みを鎮めること．侵襲的な処置に対する反応を抑えることはできなくてもよい．
麻酔	生体を，手術などの侵襲的な処置が可能な状態にすること．無痛状態にするだけでなく，ノシセプションや侵害刺激によるストレス反応を，個々の患者の許容範囲に抑えること．

質より遠位の神経反応（ノシセプション）や下垂体−副腎系の内分泌反応の亢進などが起こり，これらのストレス反応は，ICU患者に対して一般に有害な結果をもたらすからである[3]．

通常，意識がある患者は言葉や仕草で痛みを表現できる．反対に，表現がないから痛みを感じていないとはいえない．人工呼吸管理や鎮静薬，筋弛緩薬の影響によって患者は感じている痛みを表現できない場合がある[2]．そこで，意識状態や全身状態が個々の患者で大きく異なるICUでは，痛みや苦痛の有無を評価し，「**意識があれば痛みや苦痛を感じると考えられる状態や処置には，痛みの治療を施す**」ことを基本として，痛みを認知できる患者では痛みの程度を低減させ，意識レベルに関係なく，侵害刺激に対するストレス反応を各患者の許容範囲に抑えることが，痛みの治療の目標になる．

薬物療法を行ううえでのICUの特殊性は，多くの患者には中等度から高度の痛みがあること，後述するように非オピオイド投与の一部には限度があること，経口投与が困難な患者が多いことである．そこで，薬物療法はオピオイドの静脈内投与が中心となる．経口製剤しかない薬剤は胃管から投与するが，吸収が不安定なことに注意して効果判定をする必要がある．

❸ 鎮痛薬の特徴

1）鎮痛薬の総論

鎮痛薬には非オピオイド（非ステロイド性抗炎症薬，アセトアミノフェン），オピオイド（非麻薬，麻薬），局所麻酔薬，ケタミン，抗痙攣薬から派生した神経障害性痛治療薬のプレガバリンがある．単独では明らかな鎮痛作用は示さないが，鎮痛薬との併用で鎮痛効果が増強する鎮痛補助薬には，抗痙攣薬，抗不整脈薬，抗うつ薬，ステロイドがある．鎮静薬であるα_2作動薬のデクスメデトミジンにも鎮痛作用がある．

局所麻酔薬以外は，血中濃度，中枢神経濃度（効果部位濃度）が上昇して鎮痛効果を発揮する．局所麻酔薬は神経組織に作用して痛覚の伝導を抑えて鎮痛効果を発揮する．モルヒネやフェンタニルは，中枢神経系への直接作用を期待して硬膜外腔に投与されることがある．

2）鎮痛薬各論

a）非ステロイド性抗炎症薬（nonsteroidal anti-inflammatory drugs：NSAIDs）

炎症を伴う痛みには有効で，オピオイドとの併用でオピオイドの必要量が減る利点がある．副作用に腎障害や消化性潰瘍があるため，すべての患者に投与できるわけではない．漫然な投与も避けるべきである．

b) アセトアミノフェン

腎障害や消化性潰瘍の懸念はほとんどなく，安全域が広い．定時投与によって鎮痛効果を維持し，オピオイドが減量できる．しかし，ICUでの投与における明確な有益性は今のところ示されていない．

c) 局所麻酔薬

侵害刺激の神経伝導を刺激の発生に応じて遮断するため，安静時の鎮痛だけでなく体動時や侵襲的な処置の鎮痛に有効である．意識レベルに影響を与えないことも利点である．投与経路には硬膜外腔に投与する硬膜外ブロック（硬膜外鎮痛）や神経周囲へ投与する神経ブロックがある．欠点は，投与に専門技術を要し，ICUから開始することは難しい点，止血・血液凝固機能が低下している時は困難な場合があること，鎮痛の範囲や持続に限度があることである．硬膜外鎮痛の合併症，副作用には，血圧低下，下肢の運動低下，きわめて稀であるが硬膜外血腫による脊髄の障害がある．

d) オピオイド

静脈内投与によって効果部位濃度が上昇して鎮痛効果が発揮される．安静時の鎮痛は得られても，体動や処置の痛みを抑えることは難しいことが多い．鎮痛以外に鎮静作用，悪心・嘔吐，腸管蠕動の低下，掻痒感，呼吸抑制があり，これらが療養上問題になることがあるため，できるだけ少量で鎮痛が得られるような工夫をしたほうがよい．持続投与を減量することなく5〜7日間続け，突然中止・中断すると離脱症状が起こることがあるので，長期間投与するときは必要投与量の見直しをくり返したうえで減量してから中止する．

❹ 症例を通して具体的な鎮痛法を学ぶ

症例① 気管挿管され人工呼吸管理中の患者．プロポフォールとフェンタニルが投与され，強い刺激がなければ閉眼している．これから左橈骨動脈にカテーテルを留置し，右内頸静脈に中心静脈カテーテルを挿入する．

症例② 食道亜全摘，胃管再建術を受けた70歳男性．肺気腫を合併している．術後管理のために気管挿管されたまま集中治療室に入室した．

症例③ 肋骨骨折，血気胸，右腕に広範な皮膚欠損を伴う挫滅創がある35歳男性．プロポフォールの持続投与を中止し，現在，人工呼吸管理からの離脱を進めている．閉眼しているが簡単な受け答えはできる．体位変換時には骨折部や胸腔ドレーンを痛がり，気管チューブの刺激による苦痛も強い．右腕は安静時でもビリビリした中等度の痛みがあり，創の洗浄処置の際は苦痛が強い．

症例①

オピオイドが持続投与されている患者に侵襲的な処置を行う状況である．

ICU滞在時に患者が経験した強い痛みは，胸腔ドレーンや創部ドレーンの抜去，動脈カテーテル留置の順に多いという報告がある[4]．末梢静脈穿刺のように短時間で小さな侵襲に鎮痛薬が必須とはいえないが，「意識がある状態では苦痛や痛みが強く，麻酔が必要な処置」を行うときは，侵襲の程度，部位，要する時間を考えて治療をする．2013 PAD guidelinesやJ-PADガイドラインではオピオイド投与が推奨されている[2,3]．

投与例には，その時点のオピオイド持続投与の1時間量を1回投与量とし，投与後5〜10分に効果が不十分であれば反復投与する方法がある．しかし，自発呼吸を抑制しない程度のオピオイド量では侵襲的な処置による苦痛，体動や循環変動を抑えることは難しいことが多い．可能な限り局所麻酔薬を併用したほうがよい．本症例は複数個所ではあるが狭い範囲の処置なので，オピオイドの追加投与と刺入部周囲への浸潤麻酔を併用するか，浸潤麻酔をまず行い，それでも苦痛が強い場合にオピオイドを追加投与する方法のどちらかがよい．

症例②

侵襲度の高い手術の術後管理である．硬膜外カテーテルの有無によって鎮痛法が異なるので分けて述べる．

・胸部硬膜外カテーテルが留置されている場合

胸腹部手術患者で，術前に胸部硬膜外カテーテルが留置されていればこれを活用する．体動時の鎮痛効果が高いことは体位変換や呼吸療法に有効である．局所麻酔薬（0.1〜0.2％ロピバカインまたはレボブピバカイン）とオピオイド（モルヒネ12.5〜50 μg/mLまたはフェンタニル2〜4 μg/mL）を持続投与（4 mL/時程度，2〜6 mL/時）し，痛みが強ければ硬膜外ボーラス投与（2〜3 mL）する．患者に理解力があり，操作が可能であればレスキューはpatient-controlled analgesia（PCA）にしてもよい．血圧が低下するときは，①輸液負荷，②硬膜外持続投与の減量，③硬膜外持続投与を中止して硬膜外レスキュー投与だけにする，④昇圧薬の持続投与，⑤交感神経遮断作用のないオピオイドだけを硬膜外投与する方法を，単独または組み合わせて血圧と鎮痛の維持を図る．硬膜外鎮痛の効果が及ばない口腔内や気管内の刺激には，非オピオイドやオピオイド，デクスメデトミジンの静脈内投与を併用する．

・硬膜外カテーテルが留置されていない場合

モルヒネまたはフェンタニルのボーラス投与と持続投与を組み合わせて鎮痛を図る．非オピオイドの併用やデクスメデトミジンを鎮静に用いると，オピオイドの必要量が減る．

成人の手術直後の持続投与量の目安は，モルヒネ0.5〜1 mg/時またはフェンタニル25〜75 μg/時である．ただし，持続投与前にモルヒネやフェンタニルの初回負荷投与がされていないと，その持続投与量で，鎮痛効果が得られる効果部位濃度に到達するまでは長時間を要する（図-①）．そこで，持続投与開始時にボーラス投与（モルヒネ0.1〜0.15

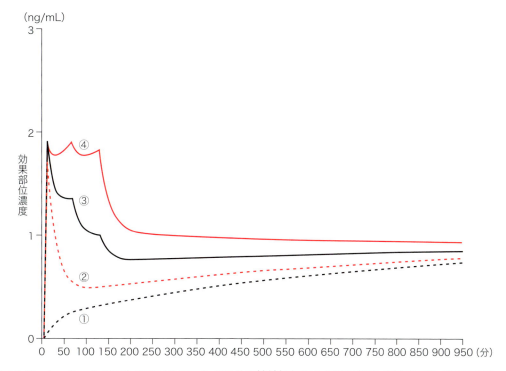

図● シミュレーションソフトを用いたフェンタニルの持続投与による効果部位（中枢神経）濃度の変化

65歳 男性，165 cm，65 kgでのシミュレーション．TIVA trainerを用いて作成．成人で鎮痛効果が得られる効果部位濃度は0.3〜1 ng/mL．
投与方法は，①フェンタニル持続投与30 μg/時，②フェンタニル100 μgボーラス投与後，持続投与30 μg/時，③フェンタニル150 μgボーラス投与後，持続投与速度を1時間ごとに130 μg/時，65 μg/時，32.5 μg/時に減量，④フェンタニル150 μgボーラス投与後，持続投与速度を1時間ごとに200 μg/時，150 μg/時，30 μg/時へ減量．
鎮痛維持に用いられる代表的な持続投与量（0.5 μg/kg/時）を用いても，持続投与だけでは効果部位濃度の上昇は緩やかで，15時間以上経過しても平坦にならない（①）．①と同じ持続投与を開始する直前にボーラス投与を1回しても，効果部位濃度はいったん低下してしまう（②）．この場合，患者の状態に応じてレスキュー投与が必要になることが多い．ボーラス投与後の短時間は高用量で持続投与し，持続投与量まで減量する方法では，効果部位濃度の低下を防ぐことはできる（③，④）．しかし，この間は，呼吸抑制を起こしうる濃度まで効果部濃度が上昇していることには注意が必要である

mg/kgまたはフェンタニル1〜2 μg/kg）を行う．しかし，それでも持続投与開始直後はいったん効果部位濃度が低下するので（図-②），持続投与開始直後には患者の状態を評価しながら必要に応じてレスキュー投与をくり返すか，ボーラス投与後から一定時間は比較的大量を持続投与してから減量する（図-③，④）．持続投与開始時のレスキュー投与量は，モルヒネ1 mgまたはフェンタニル25〜40 μg，投与許可間隔10分が目安である．可能であればレスキューはPCAでもよい．

持続投与中は定期的に痛みの程度とレスキュー投与量および鎮静度を確認して投与量を増減する．レスキューの回数が多ければ1時間あたりの平均投与量を参考に持続静脈内投与量を増量する．持続投与量を増加した場合，レスキュー投与量を1時間投与量程度まで増量することを検討する．手術後痛は時間経過とともに軽減する一方，持続投与されたオピオイドは体内へ蓄積されるため，時間経過とともに持続投与量を減量しないと過量投与や終了時の離脱反応の危険が増える．そのため，レスキューの回数を適宜確認し，少なければ持続投与量を減量する．

症例③

肋骨骨折で安静時と体動時の痛みの差が激しいこと，気管チューブの違和感が強いこと，腕のビリビリとする感覚は神経障害性痛を疑わせること，挫滅創の処置は強い痛みを伴うことが本症例の問題点である．

2013 PAD guidelines，J-PAD ガイドラインでは「外傷による肋骨骨折では，胸部硬膜外鎮痛を考慮することを推奨する」としている[2, 3]．しかし人工呼吸管理中で，痛みのために体位の保持が難しい本例に対してICU入室後に硬膜外鎮痛を始めることは，前述のように患者に特段の利点がある時だけである．

この患者のように気管チューブの苦痛，体動時の胸郭の痛みや胸腔ドレーンの痛み，創処置の痛みに対しては，オピオイドのボーラス投与が1つの推奨になることから，持続静脈内投与が行われている場合にはレスキュー量を投与する．しかし，侵襲が大きい場合は呼吸抑制を起こさない程度のオピオイド量では痛みや苦痛を完全に除去し，循環変動を抑えることは難しいことが多い．肋骨骨折や胸腔ドレーンの痛みには肋間神経ブロックも有効である．気胸や血管損傷の危険はあるが，超音波ガイド下に行うことで，正確性が高まり危険性を最小にできるので考慮してよいと思われる．

創処置や熱傷処置では皮膚・軟部組織に新たな侵害刺激が加わり，強い痛み，苦痛が発生する．オピオイドのレスキュー投与だけでは効果が不十分な場合が多い．創の範囲が狭く，投与可能であれば浸潤麻酔を併用する．範囲が広く，処置時間が長い場合，ケタミンの静脈内投与（1 mg/kg程度）が有効である．単独投与では不快な体験をする患者がいるので少量のミダゾラムを併用するほうがよい．ケタミンには交感神経刺激作用があり血圧上昇，心拍数増加，口腔内分泌物の増加がみられることがあり，これが欠点になる場合がある．

腕のビリビリした痛みには神経障害性痛の要素があり，プレガバリンはよい適応である．注射薬はないので，経口投与か胃管からの投与をする．オピオイドをボーラス投与しても痛みが減らず，眠気や悪心・嘔吐などのオピオイドの作用が出現する場合，オピオイドはそれ以上増量せずにプレガバリンを併用したほうがよい．プレガバリンが無効な場合には他の抗痙攣薬や三環系抗うつ薬の投与も考慮する．

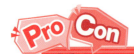

論点のまとめ

硬膜外鎮痛は必要か？

胸部硬膜外鎮痛について，2013 PAD guidelines と J-PAD ガイドラインの記述には若干の違いがある．2013 PAD guidelines は「腹部大動脈手術以外の開胸手術，開腹手術には推奨しない」とする[2]一方，J-PAD ガイドラインは，「非常に有用な鎮痛手段と考えられる」と位置づけたうえで，「リスク/ベネフィットを十分に考慮したうえでの鎮痛法」としている[3]．これら2つの記述を理解するには注意が必要である．そこで，「硬膜外鎮痛に賛成（pro），反対（con）」双方の立場から硬膜外鎮痛の位置づけを述べる．

【賛成論：硬膜外鎮痛は使ってよい】

　手術後痛に対する硬膜外鎮痛とオピオイドの非経口全身投与の効果を比較した大規模研究やメタ解析から，硬膜外鎮痛には，①鎮痛効果，とくに体動時の鎮痛効果が優れていること[5, 10～12] [5：LRCT]，②人工呼吸期間の短縮を含めて呼吸器合併症の発生率が少ないこと[5～7, 13] [5～7：LRCT]，③消化管機能の回復が速やかなこと[14]，という明らかな3つの利点がある．2013 PAD guidelinesで引用されている文献でもメタ解析を含む4編で硬膜外鎮痛とオピオイドの静脈内投与が比較され，そのすべてで鎮痛効果は硬膜外鎮痛のほうが優れていた．腹部大動脈手術を含めたメタ解析では，術後心筋梗塞の発生頻度が有意に少ない結果であった[9]．高い鎮痛効果をもたらすという意味で，硬膜外鎮痛は用いてよい方法である．

【反対論：硬膜外鎮痛は不要である】

　手術後痛を対象とし，硬膜外鎮痛では主要な「真のエンドポイント」（死亡率，合併症率）を減らさないことや腹部大動脈手術以外はICU滞在期間を短縮しない，という結果が得られている[5～9] [5～7：LRCT]．硬膜外鎮痛は難度が高く，合併症，副作用もある．したがって，予後に関する有益性が不明確で，難度の高い手技をICUでの一般的な鎮痛法としては推奨できない．

【まとめ】

　2013 PAD guidelinesの記述を解釈するときに最も注意すべきことは，これが鎮痛効果ではなく真のエンドポイントに比重をおいていることである．すなわち，「予後への明確な影響がないので推奨しない」のであり，「硬膜外鎮痛とオピオイドの鎮痛効果は同じ」といっているわけではないことである．一方，J-PADガイドラインは硬膜外鎮痛の鎮痛効果を明確に評価している．そのうえで，予後などに対する明確なエビデンスがないことや，合併症が生じたときに患者の機能的予後を悪化させるおそれがあることから，「個々の患者で，リスク（手技の難度，血圧低下，非可逆的な神経障害の危険）とベネフィット（鎮痛効果，とくに体動時）を十分に考慮して適否を判断すればよい」としている[3]．

　判断の具体例としては，予定手術患者で，硬膜外麻酔の禁忌がなく，麻酔管理上，硬膜外麻酔を併用したほうがよいと考えられる患者や，術後早期に体動時の鎮痛効果を期待したい症例では，術前に硬膜外カテーテルを留置して術後にICUで活用すればよい．一方，ICU入室後の患者への硬膜外カテーテル挿入は，より高度な技術やケアが要求される．この場合は，施行者の技術，ICUの状況やスタッフの練度を十分に勘案したうえで，患者にとって特段に有益であると判断されるときだけが適応であると考えられる．

❺ まとめ

　重症患者をケアするICUでは，患者に痛み，苦痛があるかがわかりにくいことがしばしばある．ICUでの痛みの治療は，患者の不快な体験を減らすだけでなく，侵害刺激によるストレス反応によって起きる病態の悪化を抑えるという点でも重要である．患者の状態に合わせて適切な評価法を選択して，くり返し評価しながら，病態，侵害刺激や痛みの程度と鎮痛薬の特性を考えて，治療を行うことが重要である．

◆ 文献

1) Pasero C, et al：Structured approaches to pain management in the ICU. Chest, 135：1665-1672, 2009
必読 2) Barr J, et al：Clinical practice guidelines for the management of pain, agitation, and delirium in adult patients in the intensive care unit. Crit Care Med, 41：263-306, 2013
必読 3) 日本集中治療医学会 J-PAD ガイドライン作成委員会：日本版・集中治療室における成人重症患者に対する痛み・不穏・せん妄管理のための臨床ガイドライン．日集中医誌, 21：539-579, 2014
必読 4) Puntillo KA, et al：Determinants of procedural pain intensity in the intensive care unit. The Europain® Study. Am J Respir Crit Care Med, 189：39-47, 2014 ★
5) Rigg JR, et al：Epidural anaesthesia and analgesia and outcome of major surgery：a randomized trial. Lancet, 359：1276-1282, 2002 ★★★
6) Peyton PJ, et al：Perioperative epidural analgesia and outcome after major abdominal surgery in high-risk patients. Anesth Analg, 96：548-554, 2003 ★★★
7) Park WY, et al：Effect of epidural anesthesia and analgesia on perioperative outcome：a randomized, controlled Veterans Affairs cooperative study. Ann Surg, 234：560-569, 2001 ★★★
必読 8) Liu SS, et al：Effect of postoperative analgesia on major postoperative complications：a systematic update of the evidence. Anesth Analg, 104：689-702, 2007
9) Beattie WS, et al：Epidural analgesia reduces postoperative infarction：a meta-analysis. Anesth Analg, 93：853-858, 2001
10) Block BM, et al：Efficacy of postoperative epidural analgesia：a meta-analysis. JAMA, 290：2455-2463, 2003
11) Werawatganon T, et al：Patient controlled intravenous opioid analgesia versus continuous epidural analgesia for pain after intra-abdominal surgery. Cochrane Database Syst Rev, CD004088, 2005
12) Bois S, et al：Epidural analgesia and intravenous patient-controlled analgesia result in similar rates of postoperative myocardial ischemia after aortic surgery. Anesth Analg, 85：1233-1239, 1997 ★★
13) Liu SS, et al：Effects of perioperative central neuraxial analgesia on outcome after coronary artery bypass surgery：a meta-analysis. Anesthesiology, 101：153-161, 2004
14) Jørgensen H, et al：Epidural local anaesthetics versus opioid-based analgesic regimens on postoperative gastrointestinal paralysis, PONV and pain after abdominal surgery. Cochrane Database Syst Rev, CD001893, 2000

第1章　痛み対策～実際どうする？

5. 非麻薬性オピオイド鎮痛薬の有効性にはエビデンスはあるか？

井上荘一郎

Point

- 非麻薬性オピオイド鎮痛薬とは，オピオイド受容体を介して効果を発揮する麻薬に分類されない鎮痛薬である
- オピオイド受容体の部分作動薬であるため，状況によっては完全作動薬の効果を拮抗することがあるので，麻薬拮抗性鎮痛薬ともよばれる
- 鎮痛効果はあるが，集中治療領域における予後などをエンドポイントとした明確なエビデンスはない
- 麻薬指定されていないことや，鎮痛効果は得られることから，ブプレノルフィンやトラマドールは集中治療領域でも使用されている

はじめに

　本稿では麻薬に指定されていないオピオイド鎮痛薬である非麻薬性オピオイドのうち，現在国内で使用可能なものについて述べる．これらに，集中治療室（ICU）滞在期間，合併症発生率，生命予後をエンドポイントとしたエビデンスはない．しかし，麻薬処方せんが不要で，中等度から強い痛みの鎮痛が得られるため，国内ではICUで用いられてきている．

❶ 総論　非麻薬性オピオイド鎮痛薬とは～関連する用語の定義とその作用様式～

　非麻薬性オピオイド鎮痛薬を理解するうえでとくに重要なことは，「麻薬」とは法律上の用語であり「オピオイド」と同義ではないこと（表1）と，オピオイド受容体の部分作動薬と完全作動薬の作用と効果の違いである．図aのように，両者を単独投与した場合，「天井効果」の有無はあるものの鎮痛効果が得られる．一方，両者が混在する場合，効果

表1 ● 麻薬性オピオイド鎮痛薬，非麻薬性オピオイド鎮痛薬（麻薬拮抗性鎮痛薬）を理解するために必要な用語とその意味

オピオイド	神経系に分布するオピオイド受容体に結合して効果を発揮する物質の総称
完全作動（作用）薬	full agonistともよばれる．受容体に作用した際に最大の効果を発揮でき，投与量依存性に効果が増強するもの（図）
部分作動（作用）薬	partial agonistともよばれる．受容体に結合しても完全には効果が発揮されず，増量してもそれ以上の効果が得られない「天井効果」を示すもの（図）
麻薬	中枢神経系に作用して精神機能に影響を及ぼす物質で，わが国では「麻薬及び向精神薬取締り法」によって定義されている物質．この中で，オピオイド受容体完全作動薬であるモルヒネ，フェンタニル，レミフェンタニル，オキシコドン，ペチジンなどは医療用麻薬として痛みの治療に用いられる．なお，ケタミンはオピオイド受容体を介さずに鎮痛作用を発揮するが麻薬に指定されている．麻薬とオピオイドは同義ではない
麻薬性オピオイド	モルヒネ，フェンタニル，レミフェンタニル，オキシコドン，ペチジンなどの麻薬に指定されているオピオイド受容体に完全作動薬として作用するオピオイド性鎮痛薬
非麻薬性オピオイド	オピオイド受容体に部分作動薬として作用するオピオイド性鎮痛薬．法律上，麻薬に指定されていないもの
麻薬拮抗性鎮痛薬	オピオイド受容体の部分作動薬が，図に示すようにオピオイド受容体に拮抗作用を示すことがあることから，麻薬拮抗性鎮痛薬と呼ばれることがある

は両者の相対的な量関係や結合親和性で変化する（図b）．その中で，完全作動薬の受容体占拠率が高いときに部分作動薬を投与すると，効果の低い部分作動薬と高い完全作動薬が受容体を競合拮抗するため効果が低減する（図c）．つまり，ここで部分作動薬は拮抗薬としてふるまうことがあるため，オピオイド受容体部分作動薬である非麻薬性オピオイド鎮痛薬は「麻薬拮抗性鎮痛薬」とも呼ばれる．しかし，この「拮抗薬」という意味は，完全作動薬の効果を，常に完全に消去してしまう，というものではない．

❷ 各論　集中治療室（ICU）における非麻薬性オピオイド鎮痛薬

現在国内で使用できるものの添付文書上の主な適応，成人の用量，禁忌を表2に示す．添付文書上の投与経路は皮下，筋肉内がほとんどであるが，麻酔・集中治療領域ではいずれも静脈内投与することが多い．

1）ブプレノルフィン

ICUでは成人に対し，痛みや呼吸の状態を観察しながら，静脈内ボーラス投与や静脈内持続投与で用いる．単回ボーラス投与では過量投与を防ぐために1回量を50〜100μgとし，5〜10分後に痛みが治まらない場合には同量かそれよりも少ない量をくり返し投与するとよい．静脈内持続投与では15〜30μg/時が成人の投与量の目安である．鎮痛状態を

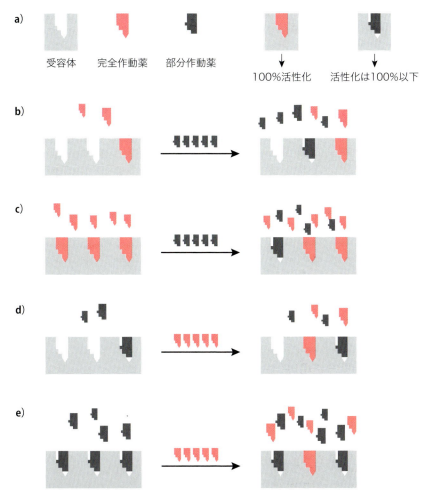

図●完全作動薬と部分作動薬の関係．μ受容体部分作動薬が拮抗性鎮痛薬と呼ばれる理由

a) 完全作動薬は受容体に結合するとそれを100％活性化させる．部分作動薬は受容体に結合してもそれを100％活性化させることはできない．
b) 受容体の一部に完全作動薬が作用している状態（完全には占拠されていない状態）．実際には結合・解離をくり返している．ここに部分作動薬を投与すると，占拠されていない受容体に部分作動薬が結合でき，投与前の状態と比較すると，多くの受容体が活性化され，相加的な効果が得られる．
c) 受容体のほとんどが完全作動薬で占拠されている状態．実際には結合・解離をくり返している．ここに部分作動薬を投与すると，完全作動薬と受容体を競合することになる．部分作動薬が受容体を占拠すると，受容体活性効果は100％以下であるため，完全作動薬が作用していたときの最大効果が得られず，効果が低減する．つまり，ここでの部分作動薬は完全作動薬に対して競合拮抗する薬物ということになる．
d) 受容体の一部に部分作動薬が作用しているが，完全には占拠されていない状態．実際には結合・解離をくり返している．ここに完全作動薬を投与すると，占拠されていない受容体に完全作動薬が結合でき，投与前の状態と比較すると，多くの受容体が活性化され，相加的な効果が得られる．
e) 受容体のほとんどが部分作動薬で占拠されている状態．実際には結合・解離をくり返している．ここに完全作動薬を投与すると，部分作動薬と受容体を競合することになる．完全作動薬が受容体の一部とであっても，結合をすれば相加的な効果が得られる．しかし，受容体と部分作動薬との親和性が高い場合（例：ブプレノルフィン），完全作動薬による受容体占拠率は低くなり，相加的な効果が得られにくくなると考えられる．実際の臨床で，受容体のほとんどが部分作動薬に占拠されている現象が起きているケースはごくわずかではないかと推察される．

このように，部分作動薬のふるまいは，受容体での完全作動薬との比率によって作動薬とも拮抗薬ともなることが特徴であり，この「拮抗性」とは完全作動薬の作用を消去するものではない

表2 ● 現在国内で使用できる非麻薬性オピオイド鎮痛薬とその主な適応，成人の用量，主な禁忌

オピオイド	主な適応	成人の用量	主な禁忌
ブプレノルフィン	①術後，各種がん ②心筋梗塞	①1回 0.2 mg～0.3 mg（4 μg/kg～6 μg/kg）を筋注．初回量は 0.2 mgが望ましく，約6～8時間間隔． ②1回 0.2 mgを徐々に静注	重篤な呼吸抑制状態および肺機能障害．重篤な肝機能障害．頭部傷害，脳病変で意識混濁が危惧される患者．頭蓋内圧上昇．妊婦または妊娠している可能性
トラマドール	各種がん，術後	1回 100～150 mgを筋注．4～5時間間隔	重篤な呼吸抑制状態．頭部傷害，脳病変などで意識混濁が危惧される患者，アルコール，睡眠薬，鎮痛薬，オピオイド鎮痛薬，向精神薬による急性中毒患者，モノアミンオキシダーゼ阻害薬投与中の患者
ペンタゾシン	各種がん，術後，心筋梗塞，胃・十二指腸潰瘍，腎・尿路結石，閉塞性動脈炎など	1回 15 mgを筋肉内または皮下注射．必要に応じて3～4時間ごとに反復	頭部傷害または頭蓋内圧上昇．重篤な呼吸抑制状態および全身状態の著しい悪化
エプタゾシン	各種がん，術後	1回 15 mgを皮下または筋注	重篤な呼吸抑制状態．頭部傷害または頭蓋内圧上昇

早期に得て維持させたい場合，持続投与開始時に単回ボーラス投与するとよい．静脈内持続投与中に痛みが悪化する場合，1時間投与量（15～30 μg）を目安にボーラス投与する．痛みが強くボーラス投与が頻繁な場合，それまでの持続投与量とボーラス投与量を合わせた1時間あたりの必要量を，新たな持続投与量の目安として増量することを検討する．

ブプレノルフィンはオピオイド受容体（μ，κ）の部分作動薬で，鎮痛作用に天井効果があり，μ受容体への親和性が高く持続時間が長いためナロキソンでの拮抗が困難なことが特徴とされてきた．しかし，最近の研究から鎮痛効果の解釈は従来よりも複雑で，他のオピオイドよりも利点があることが指摘されている[1,2]．その中で集中治療領域に関連深いものは，①呼吸抑制に天井効果があり，鎮痛効果に天井効果がない，②免疫抑制作用がない，③離脱症状が起こりにくい，④腎不全患者，透析患者に使用しやすい，⑤認知機能やOddiの括約筋への影響が少ない，ことである[2]．①の理由として，フェンタニルやモルヒネが脳と脊髄のオピオイド受容体に作用する一方で，ブプレノルフィンは主に脊髄のオピオイド受容体に作用し，脳での主な作用部位はノシセプチン受容体であること，以前とは異なる研究結果が出ている理由としては，各研究の侵害刺激の種類や刺激部位の違いが結果に影響している可能性が示唆されている[1]．②の機序は不明であるが，モルヒネやフェンタニルにはさまざまな免疫抑制作用があることと比較すると重症患者管理では利点となりうる．モルヒネやフェンタニルでは痛覚過敏や離脱症状が問題になることがある．③の理由としては，ブプレノルフィンのκ受容体拮抗作用や脳のμ受容体への作用が弱いことが関連すると考えられる[2]．

呼吸抑制をナロキソンで拮抗する場合，少量（0.5 mg）では足りず，大量（5 mg）でも単回投与では受容体部位からwash outされて効果が低減するため，ボーラス投与（2〜3 mg）後に持続投与（2〜4 mg/時）することがよい[2]．

ブプレノルフィンは国内では25年以上前から麻酔・集中治療領域で用いられている．しかし，海外ではオピオイド中毒や慢性痛に非注射薬を用いることが多く，麻酔・集中治療領域での使用は限られ，比較研究に裏打ちされたエビデンスもない．しかし，前述の特長や国内外での治療実績から考えると，ICUで用いることは可能であり，麻薬性オピオイド鎮痛薬が長期投与された患者への使用を検討することも有意義である可能性がある．今後，十分に検討された仮説のもと，ICUにおける有効性を検討する価値がある．

2）トラマドール

トラマドールとその代謝産物が，μ受容体への作用に加え，シナプス間におけるセロトニン・ノルアドレナリン再取り込み阻害作用により鎮痛効果を示す．μ受容体への親和性はモルヒネよりも弱く，部分作動薬として作用しているといえる．ICUでの投与の報告はいくつかあり，心臓手術症例の抜管直前に1 mg/kg投与することで，以後4時間のモルヒネ使用量が減少すること[3]，開胸手術において，450 mgを24時間で静注する方法（術中に150 mgボーラス投与，術後6時間まで20 mg/時，以後10 mg/時で持続静注）がモルヒネの硬膜外鎮痛（モルヒネ2 mg硬膜外ボーラス投与後，0.2 mg/時持続硬膜外投与）に匹敵する術後鎮痛効果を発揮することが報告されている[4]．全身麻酔直後のシバリングにも有効で，0.5〜1 mg/kgを静脈内投与する．高用量では精神神経症状が出現することがあるので，持続投与や短期の連用には注意が必要である．

3）ペンタゾシン

μ受容体には拮抗的に，κ受容体には作動薬として作用する．わが国では周術期に限らず広く用いられている．しかし，海外での使用報告は少ない．これは，不安，幻覚などの精神症状を起こすために持続投与や頻繁な投与には不向きであることに加え，交感神経刺激作用があり，単回投与でも頻脈，高血圧を引き起こすことがあるためである．以上から，重症患者において他のオピオイドを上回る有用性は見出せない．

4）エプタゾシン

わが国で開発されたものである．κ受容体作動薬であり，μ受容体には拮抗作用を示す．耐性獲得が緩徐で身体依存形成も比較的弱く，呼吸抑制や悪心・嘔吐の頻度が少ないことが特長であるが，集中治療領域を含めた周術期の鎮痛効果に関するエビデンスはきわめて少ない．

◆ 文献

1) Pergolizzi J, et al：Current knowledge of bupurenorphine and its unique pharmacological profile. Pain Practice, 10：428-450, 2010
   → ブプレノルフィンの薬理効果についての総説

2) Davis MP, et al：Twelve reasons for considering bupurenorphine as a frontline analgesic in the management of pain. J Support Oncol, 10：209-219, 2012
   → 他のオピオイドと比較してブプレノルフィンが有用である12の利点を解説した総説

3) But AK, et al：The effects of single-dose tramadol on post-operative pain and morphine requirements after coronary artery bypass surgery. Acta Anaesthesiol Scand, 51：601-606, 2007 ★★

4) Bloch MB, et al：Tramadol infusion for postthoracotomy pain relief：a placebo-controlled comparison with epidural morphine. Anesth Analg, 94：523-528, 2002 ★★

第2章

不穏対策：鎮静管理
～実際どうする？

第2章 不穏対策：鎮静管理〜実際どうする？

1. 成人ICU患者には，鎮静が必要か？

布宮　伸

Point

- 成人ICU患者には鎮静が必要であるが，「鎮静の必要性」と「鎮静薬投与の必要性」は同義ではない
- まず，鎮静薬を用いないで対応できる問題がないか検討することが重要である
- 鎮静薬投与にあたっては，鎮静の目的と目標鎮静レベルを明確に定めることが重要である
- 不穏症状に対して，「問答無用で眠らせる」行為は論外で，必ずその原因を追究する姿勢が重要である

はじめに

　集中治療を要する重症患者は，さまざまなストレスにさらされる．ICU入室の原因となった原疾患そのものが著しい生体侵襲であり，その治療のために留置・装着される種々のデバイスもストレスフルなものが多い．さらに，人工呼吸管理下であれば，気管吸引の刺激や定期的にくり返される体位変換や理学療法，さらには発語できないことからくる精神的苦痛など，それまでの日常生活からは想像もできないようなストレスにさらされる．近年の人工呼吸器の高性能化，高機能化は目覚ましいものがあるが，それでも人工呼吸器によって提供される陽圧人工換気自体がそもそも非生理的であり，不快感の原因となる．
　重症患者に対するこのような精神的および肉体的なストレスに対する配慮が必要なのは言うまでもない．したがって，本稿の命題，「成人ICU患者には，鎮静が必要か？」に対する回答は「yes」である．ただし，**このことと鎮静薬投与の必要性とは同義ではない**ことは，まず，明確に心に刻み込んでおく必要がある．

❶ 「鎮静」とは何か？

「鎮静：sedation」の語源は「sedare」であり，これは和らげる，あるいは安定させるという意味である．つまり，鎮静の目的は患者の不安感を和らげ，快適さを確保することであって，鎮静薬によって「眠らせること」ではない．言葉を換えれば，重症患者に対する鎮静とは，患者の不安感や不快感，痛みなどを解消もしくは軽減し，できる限り安全に医療を受けられるようにすることが目的であり，非薬理学的にこの目的が達成できるのであれば，薬剤投与は必要ないのである．くり返しになるが，「重症患者＝鎮静の配慮」であるが，「重症患者＝鎮静薬投与」ではない．

❷ どのように「鎮静」するか？

一般に示されている重症患者（特に人工呼吸管理中）の鎮静の目的には表1のようなものが挙げられている．これらに対して鎮静を考慮する際に最初に行うべきことは，まず，鎮静薬を用いないで対応できる問題がないか検討することである（表2）．また，人工呼吸管理中では換気条件設定がその患者にとって適切なものかを注意深く観察し，必要であれば修正することも重要である．

これらの非薬理学的対応を行ったうえで，それでも鎮静の目的が達成できない場合は，目的に応じた鎮静薬を選択して投与することになる．この場合も，目標とする鎮静レベルを明確に定め，鎮静薬投与量をこまめに調整して，適切な鎮静深度に保つことが重要である．

鎮静の必要性や鎮静深度を適切に評価することによって，人工呼吸期間やICU在室日数，入院日数が短縮し，気管切開の頻度も減少する[2] [LRCT]．また，持続鎮静を中断して

表1 ● 鎮静・鎮痛の目的

1. 患者の快適性・安全の確保
a. 不安を和らげる
b. 気管チューブ留置の不快感の減少
c. 動揺・興奮を抑え安静を促進する
d. 睡眠の促進
e. 自己抜去の防止
f. 気管吸引の苦痛を緩和
g. 処置・治療の際の意識消失（麻酔）
h. 筋弛緩薬投与中の記憶消失
2. 酸素消費量・基礎代謝量の減少
3. 換気の改善と圧外傷の減少
a. 人工呼吸器との同調性の改善
b. 呼吸ドライブの抑制

（文献1より引用）

表2　非薬理学的鎮静の例

1. 患者とのコミュニケーションを確立する
   非言語的コミュニケーション技術（筆談・読唇術・文字ボードなど）を用いて，患者の意思やニードを明らかにする．

2. 患者の置かれた状況の詳しい説明を行う
   患者の理解度に合わせ，現状の説明や処置・ケアについて説明を行い，現状が理解できるように働きかける．治療や処置の「期間」や「予定」などを具体的に説明することは，患者の目標や励みになる．また，人工呼吸器装着による弊害（声が出ない，気管チューブ留置による違和感，器械による換気のイメージ）および必要があれば鎮静薬の使用が可能であることなどを説明する．

3. 臥床による苦痛を取り除くため，体位変換，除圧マット類などを用い，体位を調節する

4. 気管チューブによる苦痛や創部痛など，痛みを正しく評価し，積極的に取り除く

5. ベッド周辺の環境を整える
   環境音や照明の調節，プライバシーへの配慮を行う．医療者の足音や話し声にも配慮を行う．医療スタッフとの人間関係（信頼関係）も重要な環境のひとつである．

6. 日常生活のリズムの調整と睡眠の確保を行う
   くり返し日時を伝え，照明・照度の調節や睡眠・覚醒リズムを整える．

7. 患者家族の面会を延長し，家族とともにいる時間を多くする

（文献1を参考に作成）

　患者を覚醒させることで鎮静の必要性を再評価することにより，不要な鎮静薬投与が減少し，鎮静期間が短縮する[3]．したがって，特に人工呼吸管理中では患者の鎮静深度をくり返し評価して必要な鎮静深度を維持することが求められる．一方，必要とされる鎮静レベルは，多くの場合，刺激で容易に覚醒するが刺激をやめると入眠する程度の鎮静深度で十分とされている[4]が，個々の患者がさらされるストレスの強さや処置時の麻酔深度，患者の精神状態などによって異なるため，すべての患者に共通の「至適鎮静レベル」というものは現在のところ明らかにされていない．そのため，症例に応じた鎮静の目標あるいはエンドポイントを，患者管理にかかわる医療者間や，必要に応じて患者および家族とも協議・設定し，定期的に見直しを行う必要もある．

　近年では不必要に過剰な鎮静が人工呼吸期間やICU入室日数を延長させ，ICU退室後の心的外傷後ストレス障害（post-traumatic stress disorder：PTSD）発生と関連することが指摘されるなど，患者の長期予後に悪影響を及ぼすことが明らかとなり，鎮静薬使用を必要最小限にする鎮静管理が推奨されている[2〜9][5：LRCT]．詳細は次項に譲るが，重症患者に対する鎮静の基本的方針は，**患者の鎮静状態をこまめに把握して不必要な深鎮静を防ぐ**ことであり，そのためには医療チーム全体で鎮静深度の現状・目標を共通認識し，各施設の人員・設備を考慮した安全性の高い鎮静プロトコルを策定することが必要となる[10]．さらに，その前提として，重症患者管理上，日常的にしばしば問題となる不穏症状発現の原因となる不安，痛み，せん妄，低酸素血症，低血糖，低血圧などを鑑別し，治療することも重要である（表3）．

表3 ● 不穏の原因

1. 痛み
2. せん妄（ICUにおける不穏の原因として最も多い）
3. 強度の不安
4. 鎮静薬に対する耐性，離脱（禁断）症状
5. 低酸素血症，高炭酸ガス血症，アシドーシス
6. 頭蓋内損傷
7. 電解質異常，低血糖，尿毒症，感染
8. 気胸，気管チューブの位置異常
9. 精神疾患，薬物中毒，アルコールなどの離脱症状
10. 循環不全

（文献1を参考に作成）

文献

1) 日本呼吸療法医学会，人工呼吸中の鎮静ガイドライン作成委員会：人工呼吸中の鎮静のためのガイドライン．人工呼吸，24：46-67，2007
2) Brook AD, et al：Effect of a nursing-implemented sedation protocol on the duration of mechanical ventilation. Crit Care Med, 27：2609-2615, 1999 ★★★
3) Kress JP, et al：Daily interruption of sedative infusions in critically ill patients undergoing mechanical ventilation. N Engl J Med, 342：1471-1477, 2000 ★★
4) 必読 Barr J, et al：Clinical practice guidelines for the management of pain, agitation, and delirium in adult patients in the intensive care unit. Crit Care Med, 41：263-306, 2013
5) Girard TD, et al：Efficacy and safety of a paired sedation and ventilator weaning protocol for mechanically ventilated patients in intensive care（Awakening and Breathing Controlled trial）：a randomised controlled trial. Lancet, 371：126-134, 2008 ★★★
6) Treggiari MM, et al：Randomized trial of light versus deep sedation on mental health after critical illness. Crit Care Med, 37：2527-2534, 2009 ★★
7) Jones C, et al：Memory, delusions, and the development of acute posttraumatic stress disorder-related symptoms after intensive care. Crit Care Med, 29：573-580, 2001
8) Hughes CG, et al：Daily sedation interruption versus targeted light sedation strategies in ICU patients. Crit Care Med, 41：S39-45, 2013
9) Shehabi Y, et al：Early goal-directed sedation versus standard sedation in mechanically ventilated critically ill patients：a pilot study. Crit Care Med, 41：1983-1991, 2013 ★★
10) Miller MA, et al：Diverse attitudes to and understandings of spontaneous awakening trials：results from a statewide quality improvement collaborative. Crit Care Med, 41：1976-1982, 2013

第2章 不穏対策：鎮静管理～実際どうする？

2. 成人ICU患者は浅い鎮静深度で管理すべきか？

布宮 伸

Point

- 浅い鎮静深度を維持することにより，人工呼吸期間やICU入室期間の短縮など，患者予後が改善する
- 浅い鎮静深度を維持することにより患者のストレス反応を増加させるかもしれないが，心筋虚血の頻度が増加することはない
- 禁忌でなければ深い鎮静深度よりも浅い鎮静深度で管理するべきである

はじめに

不十分な鎮静もしくは浅過ぎる鎮静（under-sedation）が患者にとって利益がないのは明白である．しかし，「人工呼吸器との同調」や「患者に苦痛を記憶させない」などの理由から行われる持続鎮静によってしばしば生じる深過ぎる鎮静（over-sedation）も人工呼吸器関連肺炎（ventilator-associated pneumonia：VAP）の発生率を増加させる独立危険因子であり，これによって人工呼吸期間が延長し，ICU在室期間や入院期間も延長し，ひいては医療費の高騰を招く[1]．近年では，特にベンゾジアゼピン系鎮静薬による不必要な持続鎮静が重症患者のせん妄発症の危険因子である可能性が指摘され，せん妄発症が人工呼吸患者の予後を悪化させる独立危険因子であり，また，ICU退室後の患者の認知機能障害や抑うつ，PTSD（post-traumatic stress disorders，心的外傷後ストレス障害）などを引き起こす原因となって精神的な生活の質（quality of life：QOL）を低下させることも明らかとなっている．さらに，持続鎮静によって患者に床上安静を強いることによってICU-acquired weaknessとよばれる筋力低下を引き起こし，これもICU退室後の身体的機能障害の大きな要因となるなど，質の低い鎮静管理による精神的・肉体的・機能的障害の発生とその弊害が次々に明らかになってきており，これらはICUでの稚拙な管理による後遺症であるとして，「医原性危険因子（iatrogenic risk）」[2]とすらよばれている．

前項でも述べたとおり，患者予後の悪化を招かないためには鎮静深度は過度にならない

ようこまめに調節されるべきで，多くの場合は刺激で容易に覚醒するが刺激をやめると入眠する程度の鎮静深度で管理可能である[3]．重症患者に対して鎮静を行う場合に重要なことは，**何らかの鎮静深度判定スケールを用いて患者の鎮静深度をくり返し判定し，それに合わせて鎮静薬の投与量を変更し，個々の患者が適切な鎮静深度になるように細やかに調節する**，ということに尽きる．

❶ 不十分な鎮静の弊害

　鎮静が不十分であれば，そもそも鎮静の目的が達成されず，不安やストレスの増大などによって異常興奮や不穏を呈することがある．ただし，前項でも述べたとおり，興奮・不穏状態は過少鎮静のみならず，重篤な病態の反映である場合も多いため，安易に鎮静深度のみにその原因を求める態度は危険である．詳細は他項に譲るが，特に痛み対策については十分な検討が必要である．

　異常興奮や不穏の出現は，患者の安静が保たれないだけでなく，生命維持に必須のさまざまなデバイス，特に人工呼吸管理中であれば気管チューブの抜管などの不慮の抜去の原因ともなる．Unplanned extubationによる人工呼吸管理中の患者の死亡率や肺合併症の増加はなかったとの報告[4]もあるが，それでも発見が遅れたり，迅速な対応が行われない場合は，患者の生命に危険を及ぼす可能性があり，避けるべきである．

❷ 深鎮静の弊害

　深過ぎる鎮静には表に示すような弊害がある．特に集中治療の結果としてこれまでしばしば指摘されてきた，いわゆるICU-acquired weaknessは，前述のとおり，医療者側の管理の拙さから生じる「医原性のリスク」であるとして，ICUせん妄と並んで患者の長期予後を悪化させる元凶[2]とすらされている．また，深鎮静による免疫能の低下[6]や肺感染症の増加[7]，長期的精神障害の可能性[8, 9]などもすでに周知の事実となっている．このほかにも，交感神経系の抑制による血圧低下，呼吸抑制なども日常臨床上，しばしば問題となる．

　鎮静深度と臨床的患者予後の直接的な関係を検討した13の研究のうち5つの研究において，深鎮静では人工呼吸期間やICU入室期間の延長が認められている[10～14][11, 13：LRCT]．また，深鎮静の合併症として，筋萎縮・筋力低下，肺炎，人工呼吸器依存，血栓・塞栓，神経圧迫，褥瘡，せん妄など多くのものがあることが知られている[15～17]．さらに最近の研究では，人工呼吸開始早期（最初の48時間）の深鎮静は，抜管の遅延，死亡率の増加をもたらすと報告されている[18, 19]．一方，3つの研究では浅い鎮静深度でカテコラミンの増加，酸素消費量の増加が生じた[20, 21]が，心筋虚血との間には明確な関係が認められなかった[20, 22]．

表 ● 深鎮静の弊害

1. 長期に及ぶ安静臥床による廃用萎縮
2. 不動化による褥瘡や深部静脈血栓症・肺梗塞のリスク
3. 安静臥床による下側肺傷害
4. 呼吸筋の萎縮や筋力低下による人工呼吸器離脱困難および人工呼吸器期間の延長
5. 人工呼吸器関連肺炎（VAP）の発症
6. 免疫機能の低下による易感染状態
7. ICU入室中の健忘によると考えられるICU退室後の精神障害（抑うつ，PTSDなど）

（文献5を参考に作成）

❸ 深鎮静を避けるために

　重症患者，特に人工呼吸管理中の患者予後を悪化させない鎮静を行ううえで有効性が証明されているのは，**鎮静プロトコルの導入**と**毎日1回，持続鎮静を中止して患者を覚醒させてみる管理法**（daily interruption of sedative infusion：DIS，またはspontaneous awakening trial：SAT）である[2]．特に鎮静プロトコルは，患者の病態に応じた鎮静薬の使い分けや鎮静深度調節を施設内で共通化することで，誤薬などのインシデントを防ぐことも可能であり，また，看護師主導とすることで人工呼吸期間の大幅な短縮が得られることもわかっており，その導入が強く推奨される[3, 23]．

　「2013 PAD guidelines」[3]や「J-PADガイドライン」[23]で強調されている，十分な痛み対策を基盤としたうえで鎮静は必要に応じて最小限にとどめる管理法，いわゆる「analgesia-based sedation」（「analgosedation」あるいは「analgesia-first sedation」とも）の考え方の背景には，持続鎮静による弊害によって重症患者の予後が著しく悪化することが，すでに多くの研究によって明らかにされていることが背景にある．

　では，深鎮静を避けるために推奨されている「浅い鎮静深度を維持するプロトコルの導入」と「DISによる管理法」の，どちらが有用なのか？この2つを直接比較した大規模研究はないが，2つを組み合わせることでの相乗効果を検討した興味深いRCTが報告されている[24] [LRCT]．「SLEAP study」との略称で呼ばれるこの研究では，プロトコルとDISの相乗効果は観察されず，プロトコルを遵守する限りDISは不要かもしれないと結論付けられているが，「SLEAP study」の方法論的問題を指摘する意見[25]もあり，最終的な結論は得られていないと考えられる．現時点では，少なくともどちらかの方法を用いるべき，というのがコンセンサスであろう[3, 23]．この問題については他項（第2章-4，第2章-5参照）に詳述されるので，そちらを参照願いたい．

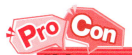

論点のまとめ

人工呼吸管理中の成人患者では,「鎮痛を優先に行う鎮静法」と「催眠重視の鎮静法」のどちらを用いるべきか？

すでに持続鎮静がVAPの発生やウィーニングトライアルの遅れなどから不必要に人工呼吸期間を延長させることは周知の事実となっており，かつての「hypnotic-based sedation」から「analgesia-based sedation」へと移行しつつあるのが現在の潮流である．もはやディベートの必要もないくらい，「十分な鎮痛を基盤とし，鎮静は必要に応じて最小限に．必要がなければ鎮静なしでもよい」が原則である．

文献

1) Arroliga A, et al：International Mechanical Ventilation Study Group. Use of sedatives and neuromuscular blockers in a cohort of patients receiving mechanical ventilation. Chest, 128：496-506, 2005 ★

2) Vasilevskis EE, et al：Reducing iatrogenic risks：ICU-acquired delirium and weakness--crossing the quality chasm. Chest, 138：1224-1233, 2010

3) 必読 Barr J, et al：Clinical practice guidelines for the management of pain, agitation, and delirium in adult patients in the intensive care unit. Crit Care Med, 41：263-306, 2013

4) Boulain T：Unplanned extubations in the adult intensive care unit. Am J Respir Crit Care Med, 157：1131-1137, 1998 ★

5) 日本呼吸療法医学会，人工呼吸中の鎮静ガイドライン作成委員会：人工呼吸中の鎮静のためのガイドライン．人工呼吸, 24：46-67, 2007

6) Marvin S：Stress, depression, and the immune system. J Clin Psychiatry, 50：35-40, 1989

7) Rello J, et al：Risk factors for developing pneumonia within 48 hours of intubation. Am J Respir Crit Care Med, 159：1742-1746, 1999 ★

8) Jones C, et al：Memory, delusions, and the development of acute posttraumatic stress disorder-related symptoms after intensive care. Crit Care Med, 29：573-580, 2001

9) Scragg P, et al：Psychological problems following ICU treatment. Anaesthesia, 56：9-14, 2001

10) Kollef MH, et al：The use of continuous i.v. sedation is associated with prolongation of mechanical ventilation. Chest, 114：541-548, 1998 ★

11) Brook AD, et al：Effect of a nursing-implemented sedation protocol on the duration of mechanical ventilation. Crit Care Med, 27：2609-2615, 1999 ★★★

12) Kress JP, et al：Daily interruption of sedative infusions in critically ill patients undergoing mechanical ventilation. N Engl J Med, 342：1471-1477, 2000 ★★

13) Girard TD, et al：Efficacy and safety of a paired sedation and ventilator weaning protocol for mechanically ventilated patients in intensive care（Awakening and Breathing Controlled trial）：a randomised controlled trial. Lancet, 371：126-134, 2008 ★★★

14) Treggiari MM, et al：Randomized trial of light versus deep sedation on mental health after critical illness. Crit Care Med, 37：2527-2534, 2009 ★★

15) Needham DM, et al：Early physical medicine and rehabilitation for patients with acute respiratory failure：a quality improvement project. Arch Phys Med Rehabil, 91：536-542, 2010

16) Schweickert WD, et al：Early physical and occupational therapy in mechanically ventilated, critically ill patients：a randomised controlled trial. Lancet, 373：1874-1882, 2009 ★★

17) Schweickert WD, et al：Daily interruption of sedative infusions and complications of critical illness in mechanically ventilated patients. Crit Care Med, 32：1272-1276, 2004 ★★

18) Shehabi Y, et al：Sedation Practice in Intensive Care Evaluation (SPICE) Study Group investigators. Sedation depth and long-term mortality in mechanically ventilated critically ill adults：a prospective longitudinal multicentre cohort study. Intensive Care Med, 39：910-918, 2013 ★

19) Shehabi Y, et al：Sedation Practice in Intensive Care Evaluation (SPICE) Study Investigators; ANZICS Clinical Trials Group. Early intensive care sedation predicts long-term mortality in ventilated critically ill patients. Am J Respir Crit Care Med, 186：724-731, 2012 ★

20) Kress JP, et al：Daily sedative interruption in mechanically ventilated patients at risk for coronary artery disease. Crit Care Med, 35：365-371, 2007

21) Terao Y, et al：Quantitative analysis of the relationship between sedation and resting energy expenditure in postoperative patients. Crit Care Med, 31：830-833, 2003

22) Hall RI, et al：Light versus heavy sedation after cardiac surgery：myocardial ischemia and the stress response. Maritime Heart Centre and Dalhousie University. Anesth Analg, 85：971-978, 1997

必読 23) 日本集中治療医学会J-PADガイドライン作成委員会：日本版・集中治療室における成人重症患者に対する痛み・不穏・せん妄管理のための臨床ガイドライン．日集中医誌，21：539-579，2014

24) Mehta S, et al：Daily sedation interruption in mechanically ventilated critically ill patients cared for with a sedation protocol：a randomized controlled trial. JAMA, 308：1985-1992, 2012 ★★★

25) Hughes CG, et al：Daily sedation interruption versus targeted light sedation strategies in ICU patients. Crit Care Med, 41：S39-45, 2013

第2章 不穏対策：鎮静管理～実際どうする？

3. 人工呼吸管理中の成人患者の鎮静深度と鎮静の質の評価はどのように行うか？

鶴田良介

Point

- 鎮静深度を評価するために主観的評価スケールを用いることを理解する
- 代表的な評価スケールの作成の背景を理解する
- 代表的な評価スケールを実際に使用してみる
- 主観的評価スケールの目標鎮静深度を理解する

はじめに

　竜巻の強度を階級で表す藤田（F）スケールをご存知だろうか？ 最近，日本でも竜巻が発生する頻度が高く，耳にする機会が増えてきた．既存の風速計から竜巻の風速の実測値を得ることは困難で，突風で発生した被害状況に基づき，風速を大まかに推定するスケールである．被害が大きいほどFの値が大きく，通常F0～F5が示される．自然現象ほど大規模な，そして遭遇する機会が少ないものではないが，ここでは人工呼吸管理中の成人患者の鎮静深度の推定方法について解説する．

1 主観的評価スケールは「客観的」なのか？

　ICU内の心拍監視モニタは重症患者の急変を迅速にかつ的確に知らせてくれる．心拍，呼吸，体温，血圧のバイタルサインの数値的変化を異常として捉えることができるからである．一方，中枢神経機能の優れたモニタは少ない．鎮静スケールを最初に開発したRamsayは従来の4つのバイタルサインに加え，鎮静薬または麻薬を持続投与されている患者では，痛みの評価スケールを「第5のバイタルサイン（5th vital sign）」，鎮静スケールを「第6のバイタルサイン（6th vital sign）」と提唱した[1]．しかしながら，「痛み」と

「不穏」を連続的にモニタする装置は今のところない．「痛み」と「不穏」の程度の評価は，患者自身または医療スタッフ（とくに看護師）が使用する主観的評価スケールに頼らざるを得ない．では，その主観的評価スケールはいったいどのような検証を経て市販のモニターなみの客観性を得ているのだろうか．

　新しく評価スケールを作成した場合，あるいは既存の評価スケールをそれまで用いられたことのない新しい環境で適用する場合（たとえば，一般病棟で使用されていたものをICUで使用する場合），誰が測っても同様の結果が得られるか（**信頼性**，reliability），また，測りたいものを正しく測定しているか（**妥当性**，validity），という検証を行わなければならない[2]．信頼性と妥当性の検証は，その評価スケールが測定手段として受け入れられるための最低条件である[2]．信頼性に関しては，1人の被験者を複数の観察者が評価したり（評価者間信頼性，inter-rater reliability），同じ観察者が時間を変えて測定をくり返したり（評価者内信頼性，intra-rater reliability）した時のばらつきの程度を調べる．妥当性に関しては，その評価スケールが測りたいものの性質を評価しているようにみえるか（表面的妥当性，face validity），そのスケールが測ろうとしているものに関連のある重要な内容や領域を広くカバーしているか（内容的妥当性，content validity），何か別の基準測定（criterion measure）と関連性があるかどうか（基準関連妥当性，criterion validity），ある構成概念に基づいて得られた予測が正しいかどうか（構成概念妥当性，construct validity）を検証する[2]．

　それでは，これから鎮静の主観的評価スケールの代表3つについて，どのような患者を対象に，どのような経緯で，どのような検証を経て確立されたかみていくことにする．3つの選択は，日本集中治療医学会の2009年の調査[3]を参考にした．

❷ 3つの鎮静の主観的評価スケール

1）Ramsay scale

　1974年にalphaxalone-alphadoloneという鎮静薬の効果を判定するために作成された[4]．鎮静深度を評価するものとして本邦でもよく利用されてきたが，不穏のレベルが1つだけで，不穏の程度を判定できない欠点がある．海外の過去20年間のデータベースでの分析結果によると最も使用されてきたスケールである[5]．2009年の本邦の調査では，気管挿管下の人工呼吸患者の26％に用いられ，2番目によく使用されていた[3]．

　覚醒レベルと傾眠レベルからなり，それぞれを3つのレベル，計6つのレベルに分類している（表1）．2つのレベルの区別がつきにくい，2つのレベルにまたがる場合があるなどの難点がある[6]．人工呼吸患者の目標とする鎮静深度の定義がないが，Kressらの1日1回鎮静中断法では，Ramsay3または4を目標とした[7]．

表1 ● Ramsay scale

レベル1	不安そう＋興奮した（いらいら）±落ち着かない	覚醒レベル
レベル2	協力的＋見当識あり＋静穏	
レベル3	言葉による指示のみに反応	
レベル4	眉間への軽い叩打／大きな声にすぐに反応	傾眠レベル
レベル5	眉間への軽い叩打／大きな声に緩慢に反応	
レベル6	上記に反応なし	

表2 ● Sedation-Agitation Scale（SAS）

スコア	状態	説明
7	危険なほど興奮	気管チューブやカテーテルを引っ張る． ベッド柵を越える．医療者に暴力的． ベッドの端から端まで転げ回る．
6	非常に興奮	頻回の注意にもかかわらず静まらない． 身体抑制が必要．気管チューブを噛む．
5	興奮	不安または軽度興奮． 起き上がろうとするが，注意すれば落ち着く．
4	平静で協力的	平静で覚醒しており，または容易に覚醒し，指示に従う．
3	鎮静状態	自然覚醒は困難．声がけや軽い揺さぶりで覚醒するが，放置すれば再び眠る． 簡単な指示に従う．
2	過度に鎮静	意思疎通はなく，指示に従わない． 自発的動きが認められることがある．目覚めていないが，移動してもよい．
1	覚醒不能	強い刺激にわずかに反応する，もしくは反応がない． 意思疎通はなく，指示に従わない．

2) Sedation-Agitation Scale（SAS）

　　　1999年に成人ICU患者ではじめて検証された鎮静の主観的評価スケールである[8]．1994年にICUでハロペリドールを適切に使用する目的で作成したスケール[9]を改訂したものがSASである．薬剤師とともに開発し，Ramsay scaleには1レベルしかなかった不穏を軽度，中等度，重度の3つに識別し，＋1，＋2，＋3とした．鎮静の方も−1〜−3とした（オリジナルのSAS）．発表後すぐに出版されたHansen-Flaschenの「Ramsay scaleを越えて」[6]のオピニオンに触発されてスケールを見直し，1〜7にスコアを振り直し，信頼性と妥当性を検証し，発表したのが今日のSASである（表2）．不穏は5，6，7（大きい方が重度）になっている．

　　　表面的妥当性と構成概念妥当性には，Ramsay scaleとHarris scale[10]を用いた．

　　　内科・外科ICUの45人（うち挿管患者32人）の患者を対象に，ICUで3年以上の経験

のある看護師によって評価が行われた．SASの重み付きκ係数〔3点以上の評価スケール（ある・なしの2点ではない）の場合〕は0.92で，Ramsay scale 0.88，Harris scale 0.90より高い評価者間一致率を得た．また，SASのスコアはRamsay scale，Harris scaleのどちらとも高い相関関係が得られた．

SASを使っての理想的な目標鎮静深度は3または4と呈示されている[11]．

3) Richmond Agitation-Sedation Scale（RASS）

2002年に多職種で開発し，成人ICU患者で検証された鎮静の評価スケールである[12]．

同年に米国集中治療医学会から鎮静・鎮痛のガイドライン[13]が発表されたが，それに間に合わず，RASSは推奨される主観的鎮静スケールに選ばれなかった．しかし，日本呼吸療法医学会の「人工呼吸中の鎮静のためのガイドライン」では，有用性の検証が最も進んでいること，臨床現場への認知度が高いことなどからRASSを推奨した[14]．その結果，気管挿管下の人工呼吸患者の46％に用いられ，日本のICUで最も使用されている[3]．

RASSが不穏の評価スケールとして優れている点は次の3つである．①内科・外科（脳外科も含む）のあらゆる患者で検証された，②鎮静中の患者は当然としても，鎮静薬を使用していない患者に対しても検証された，③RASSの使用法（2ステップ）が示された．

RASSの評価法は2段階からなり，まず，患者を刺激することなく，そっと観察する．この時，0〜＋4の範疇にあればこれで評価は終了する．次に，患者を音声で刺激する．10秒以上のアイ・コンタクトの有無がスコアを分ける（－1と－2）．最後に，患者の身体を刺激する．－4〜－5の状態を広義の昏睡（coma）という（表3）．

信頼性と妥当性の検証は2相で行われた．第1相では，5人の評価者（医師2人，看護師2人，薬剤師1人）間で信頼性を検証し，κ係数は0.73であった．次に，不穏と鎮静を両端にした10 cmの視覚アナログ尺度 visual analog scale（VAS）とRASSで妥当性を検証したが，$r=0.93$の高い相関関係を得た．第2相では，RASSの指導看護師と訓練を受けた看護師の間で，κ係数は0.80で，構成概念妥当性として，RASSはRamsay scale（$r=-0.78$），SAS（$r=0.78$）と高い相関関係を得た．このようにRASSは非常に論理的で，使いやすく，覚えやすい特徴がある．2つのレベルにまたがるような基準を排したことも高い信頼性が得られる要因である．

RASSでの理想的な目標鎮静深度は－2〜0と言われている[11]．

❸ Ramsay scaleまたはSASとRASSの対応表（表4）

表4は，本邦で最も使用されているRASSのスコアが，その他のスケールのスコアとど

表3 ● Richmond Agitation-Sedation Scale (RASS)

スコア	用語	説明	
+4	好戦的な	明らかに好戦的な，暴力的な，スタッフに対する差し迫った危険	
+3	非常に興奮した	チューブ類またはカテーテル類を自己抜去；攻撃的な	
+2	興奮した	頻繁な非意図的な運動，人工呼吸器ファイティング	
+1	落ち着きのない	不安で絶えずそわそわしている，しかし動きは攻撃的でも活発でもない	
0	意識清明な 落ち着いている		
−1	傾眠状態	完全に清明ではないが，呼びかけに10秒以上の開眼およびアイ・コンタクトで応答する	呼びかけ刺激
−2	軽い鎮静状態	呼びかけに10秒未満のアイ・コンタクトで応答	
−3	中等度鎮静状態	呼びかけに動きまたは開眼で応答するがアイ・コンタクトなし	
−4	深い鎮静状態	呼びかけに無反応，しかし，身体刺激で動きまたは開眼	身体刺激
−5	昏睡	呼びかけにも身体刺激にも無反応	

ステップ1：30秒間患者観察（0〜+4）
ステップ2：
1）大声で名前を呼ぶか，開眼するように言う．
2）10秒以上アイ・コンタクトができなければくり返す．
3）動きがみられなければ，肩を揺するか，胸骨を摩擦する．

表4 ● Ramsay scale または SAS と RASS の対応表

Ramsay scale と RASS の対応表

Ramsay	RASS
1	+1, +2, +3, +4
2	−1, 0
3	−3, −2, −1
4	−4, −3, −2, −1
5	−4, −3, −2, −1
6	−5

SAS と RASS の対応表

SAS	RASS
7	+4
6	+3
5	+2, +1
4	0
3	−3, −2, −1
2	−4
1	−5

文献 http://www.icudelirium.org/docs/CAM_ICU_training.pdf
（2015年1月アクセス）

のように対応しているかを示すものである[15]．RASS以外のスケールがRASSの2つ以上のスコアと対応することが明らかである．

Harris scale

全身状態（不穏〜昏睡，1〜6点），人工呼吸器への同調（1〜4点），気管吸引への反応（1〜4点）の3項目からなる．高得点ほど鎮静状態．

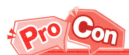

論点のまとめ

鎮静深度評価にはRASSがSASより勝る？

【賛成論】
- これまでの解説ですでに，RASSがSASより優れた点を説明してきた．
- 2013年の米国のガイドライン作成にあたり信頼性・妥当性を細かく比較検討した結果，総スコア（0～18）でRASS 14，SAS 13となり，臨床現場での使用意義，実施可能性という点で優れていた[11]．

【反対論】
- 根拠に乏しいが，成人ICU患者ではじめて検証された鎮静の主観的評価スケールである点でSASを応援したい．

文献

1) Ramsay MAE：Measuring level of sedation in the intensive care unit. JAMA, 284：441-442, 2000

2) 「医薬研究者のための評価スケールの使い方と統計処理」（奥田千恵子／著），金芳堂，pp79-111，2007

3) 日本集中治療医学会規格・安全対策委員会，日本集中治療医学会看護部会：ICUにおける鎮痛・鎮静に関するアンケート調査．日集中医誌，19：99-106，2012

4) Ramsay MAE, et al：Controlled sedation with alphaxalone-alphadolone. BMJ, 2：656-659, 1974

5) Jackson DL, et al：The incidence of sub-optimal sedation in the ICU：a systematic review. Crit Care, 13：R204, 2009

6) Hansen-Flaschen J, et al：Beyond the Ramsay scale：need for a validated measure of sedating drug efficacy in the intensive care unit. Crit Care Med, 22：732-733, 1994

7) Kress JP, et al：Daily interruption of sedative infusions in critically ill patients undergoing mechanical ventilation. N Engl J Med, 342：1471-1477, 2000 ★★
→米国単施設から発表された1日1回鎮静中断法の先駆けとなった論文

8) Riker RR, et al：Prospective evaluation of the Sedation-Agitation Scale for acute critically ill patients. Crit Care Med, 27：1325-1329, 1999

9) Riker RR, et al：Continuous infusion of haloperidol controls agitation in critically ill patients. Crit Care Med, 22：433-440, 1994

10) Harris CE, et al：Use of propofol by infusion for sedation of patients undergoing haemofiltration-assessment of the effect haemofiltration on the level of sedation and on blood propofol concentration. J Drug Dev, 4（Suppl 3）：37-39, 1991

必読 11) Barr J, et al：Clinical practice guidelines for the management of pain, agitation, and delirium in adult patients in the intensive care unit. Crit Care Med, 41：263-306, 2013
→11年ぶりに改訂され，せん妄の項が大幅に加筆された

12) Sessler CN, et al：The Richmond Agitation-Sedation Scale: validity and reliability in adult intensive care patients. Am J Respir Crit Care Med, 166：1338-1344, 2002

13) Jacobi J, et al：Clinical practice guidelines for the sustained use of sedatives and analgesics in the critically ill adult. Crit Care Med, 30：119-141, 2002
→世界中のICUの鎮静・鎮痛・せん妄のガイドラインの見本とされてきた

14) 日本呼吸療法医学会 人工呼吸中の鎮静ガイドライン作成委員会：人工呼吸中の鎮静のためのガイドライン．人工呼吸，24：146-167，2007
→国内で最初のICUの鎮静・鎮痛のガイドライン

15) http://www.icudelirium.org/docs/CAM_ICU_training.pdf （2015年1月アクセス）

第2章 不穏対策：鎮静管理〜実際どうする？

4. 人工呼吸管理中の「毎日の鎮静中断法」の有効性と方法は？

松尾耕一，讃井將満

Point

- 浅い鎮静は深い鎮静と比較し，人工呼吸管理期間やICU滞在期間を短縮する
- 毎日の鎮静中断法や，鎮静プロトコルを用いた鎮静レベルの調節により良質な浅い鎮静を維持することが可能である
- 良質な浅い鎮静の維持のためには，十分な鎮痛が必須である

はじめに

　人工呼吸管理中の患者は，たとえ深い鎮静状態にあっても，身体的には術後の創痛やドレーン留置部の痛み，気管チューブの痛みや喀痰吸引などによる苦痛を絶えず感じている．これらを「鎮静」のみでコントロールすることは困難であり，まずは質の高い「鎮痛」を行う必要がある（analgesia-first sedation）．鎮静と鎮痛は相互に補完されるものであるが，近年になり深い鎮静が患者予後を悪化させる可能性が指摘されるようになり，2013年に改訂された2013 PAD guidelines[1]でも浅い鎮静が推奨されている．浅い鎮静を行う具体的な方法には，**毎日の鎮静中断法（daily sedation interruption：DSI）**，**鎮静プロトコルを用いて浅い鎮静レベルを目標とする方法**，さらに**無鎮静法**などがある．ここではDSIの有効性および方法について述べる．

症例

　80歳代男性．誤嚥性肺炎のため気管挿管，人工呼吸管理となり，適切な抗菌薬投与にもかかわらずARDSとなった．フェンタニルを持続投与し十分に鎮痛を行うとともに，鎮静としてミダゾラムの持続投与を行った．高いPEEPが必要な期間はRASS＝－4程度の深い鎮静とし，病態の改善とともにPEEPが10 cmH$_2$O程度まで下げられたところでミダゾラムのDSIを行うこととした．DSI開始後，数日は中断から覚醒まで時間を要したが，徐々に覚醒までの時間が短くなった．肺炎，ARDSが改善し，人工呼吸開始10日目の朝7時にミダゾ

> ラムを中止，3時間ほどで覚醒が得られ抜管となった．

① 毎日の鎮静中断法

　過剰な鎮静には廃用萎縮，深部静脈血栓症，下側肺障害のリスクのほか，人工呼吸期間遷延，人工呼吸器関連肺炎（VAP）の増加，易感染，ICU退室後の精神障害（心的外傷後ストレス障害：PTSD）などの弊害がある．これらのことから，**十分に鎮痛を行ったうえで「鎮静はできるだけ浅く」**するのが現代ICUにおける鎮痛・鎮静の標準的な考え方となっている．

　1999年にBrookらは，看護師が鎮静プロトコルを用いて比較的浅い鎮静で患者管理をすることで人工呼吸から早く離脱（56時間 対 117時間，$p = 0.008$）し，ICU滞在日数（5.7日 対 7.5日，$p = 0.013$），入院期間（14日 対 20日，$p < 0.001$）が短縮し，気管切開率が減少（6.2% 対 13.2%，$p = 0.038$）することを報告した[2] [LRCT]．

　2000年にKressらは，DSIにより，人工呼吸器装着期間が短縮（4.9日 対 7.3日，$p = 0.004$）し，またICU滞在期間も短縮（6.4日 対 9.9日，$p = 0.02$）することを報告[3]した．

　2008年に発表されたABC trial[4] [LRCT] では，DSIに加え，標準的人工呼吸離脱法である自発呼吸トライアル（spontaneous breathing trial：SBT）を組み合わせることで，人工呼吸器不要期間が長く（14.7日 対 11.6日，$p = 0.02$），ICU滞在期間が短縮（9.1日 対 12.9日，$p = 0.01$）し，また入院期間も短縮（14.9日 対 19.2日，$p = 0.04$），さらに副次アウトカムであるが1年後の死亡率も低い（ハザード比 0.68）ことが報告された．

② 人工呼吸管理中に使用される鎮静薬

　2012年に報告されたわが国のICUでの鎮痛・鎮静に関するアンケート調査[5]によると，人工呼吸管理中に主に使用される鎮静薬は，ミダゾラム，プロポフォール，デクスメデトミジンの3剤であった．

　ミダゾラムは薬価が低く，血圧が下がりにくいというメリットがある一方，持続投与期間が長くなると蓄積した代謝産物の影響や，脂肪組織に分布した薬剤の血中への再動員により，中断してもすぐには覚醒しないことが多い．

　プロポフォールは作用発現，作用持続時間ともに短く，分布半減期が2〜8分とされる．またcontext sensitive half time（持続投与の中止後，血中濃度が半分になる時間．持続投与中止後の薬の効果残存の指標）も投与持続時間による影響が少ない．

　デクスメデトミジンは鎮静作用のほか鎮痛作用も同時に有し，半減期も短いメリットが

あるが，高用量では血圧低下や徐脈をきたすことがあり，また人工呼吸管理中の患者を単独で良好な鎮静状態とするのは困難な場合も多い．

　Kressらの報告のサブグループ解析では，DSIはミダゾラム群では人工呼吸期間，ICU滞在期間を短縮したが，プロポフォール群ではDSIを行わないコントロール群と比較しても有意な差を認めなかった[3]．**毎日の鎮静中断法は，ミダゾラムのような長期に使用し続けると覚醒に時間がかかる薬剤使用時に適していると考えられる．**

❸ DSIの具体的方法

　くり返しになるが，良質な鎮静のためには鎮痛が必須であり，フェンタニルなどの鎮痛薬はDSI中も継続する場合が多い．ミダゾラムなど半減期の長い鎮静薬を使用している場合にはDSIを考慮する．ミダゾラムは48時間以上にわたり持続投与を行うと鎮静作用が遷延するとされるが，連日DSIを行っていれば持続投与中止後も覚醒に長い時間を要することは少ない．

　具体的にはフェンタニルなどの鎮痛薬は継続しておき，朝の早い時間にミダゾラムをいったん中止して患者が覚醒するのを待つ．呼びかけに開眼し，うなずきや離握手など命令に従えること，また開心術後などでは四肢麻痺のないことを確認する．覚醒が不良であれば鎮痛薬の減量または中止も考慮する．覚醒が確認できればSBTを行い，成功すれば人工呼吸からの離脱を考慮し，SBTに失敗すれば鎮静を再開する．頻脈や頻呼吸など患者の苦痛が増しているようであっても，鎮痛薬を増量するなどして対応可能なことが多い．また，鎮静が浅くなったときに患者に今置かれている状況などを説明し，不安を取り除くなどの対応も重要である．

❹ DSIは安全か？

　鎮静を浅くすると気管チューブやライン類の自己抜去など有害事象が増加する懸念がある．特にベッドサイド担当看護師から不安の声が聞かれることがあり，実際にABC trialではDSI群で自己抜管が増加（16件 対 6件，p＝0.03）した．しかし再挿管が必要となった件数には差がなく（5件 対 3件，p＝0.47），またKressらの報告では，DSIによる自己抜管などの有害事象は増加しなかった．

　また，冠動脈疾患を有する患者にDSIを行っても，心筋虚血の発生が増加することはないと報告されている[6]．

▶▶▶ 現場からのアドバイス

浅い鎮静で管理する際の工夫

　浅い鎮静は気管チューブやライン類の自己抜去が増える懸念があり，また患者も一時的に苦痛表情をみせることがあるため，特にベッドサイド担当看護師は不安を感じる．しかし，十分に鎮痛を行っていれば，浅い鎮静で管理を行っても，懸念されるような問題は少なく，むしろメリットが多いことを理解してくれるものと思われる．チームが浅い鎮静で管理することに慣れるまでは，医師もできるかぎりベッドサイドにはりついて患者をみる覚悟が必要である．
　鎮静を浅く維持，あるいは中断中にはできるだけ患者との言語的コミュニケーションの維持を図る．患者の見当識の有無や苦痛の有無をチェックし，患者の現在置かれている状況を説明して理解を促し，何か希望はないか聞くとともに，身体的抑制を最小限にして，快適性を確保するよう努める．

❺ DSIは真に有効か？

　2009年にSchweickertらは，DSI中に理学療法および作業療法を早期から開始することで機能予後が改善し，せん妄期間や人工呼吸管理期間が短縮すると報告した[7]．
　一方，2012年にMehtaらは，鎮静プロトコルに加え，DSIを併用することで患者予後がさらに改善するか，すなわちDSIの有効性についての論文を発表した[8][LRCT]．この報告では，鎮静プロトコルにDSIを併せて行っても，抜管までの期間（7日 対 7日，$p=0.52$），ICU滞在期間（10日 対 10日，$p=0.36$），入院死亡率（29.6％ 対 30.1％，$p=0.89$）などを改善することはなかった．むしろDSI併用群でミダゾラムの使用量が増加（102 mg/日 対 82 mg/日，$p=0.04$）し，また労働量が増したと感じる看護師が多かった．このことから，鎮静プロトコルを用いて浅い鎮静を心がけていれば，さらにDSIを並行して行うメリットは乏しいと結論している．
　2013年に発表された2013 PAD guidelinesでは，DSIまたは鎮静プロトコルに則った浅い鎮静のどちらかを行うことが推奨（＋1B）されており，現在のところ，鎮静プロトコルに則り浅い鎮静を行っていれば，DSIを並行して行うことは必須ではないと考えられる．

▶▶▶ 現場からのアドバイス

外科患者，外傷患者の鎮静

　内科系患者と異なり，外科系患者や外傷患者では創部痛やドレーン刺入部の痛み，外傷そのものによる痛みのためDSIや浅い鎮静を行うことが躊躇される場合がある．
　しかしこれらの患者でも十分な鎮痛を行えばDSIや浅い鎮静を行うことが可能な場合が多い．前述したMehtaらの報告では[8][LRCT]，外科および外傷患者に限ったサブグループ解析では，鎮静プロトコルとDSIの併用群で気管挿管期間（6日 対 13日，$p=0.0015$），ICU滞在期間（10日 対 22日，$p=0.017$）が短縮したとされる．

しかし頭部外傷で頭蓋内圧が亢進している患者においてはDSIや浅い鎮静での管理は危険を伴うと考えられ，十分に鎮静を行うことが必要である．

文献

必読 1) Barr J, et al：Clinical practice guidelines for the management of pain, agitation, and delirium in adult patients in the intensive care unit. Crit Care Med, 41：263-306, 2013

2) Brook AD, et al：Effect of a nursing-implemented sedation protocol on the duration of mechanical ventilation. Crit Care Med, 27：2609-2615, 1999 ★★★

3) Kress JP, et al：Daily interruption of sedative infusions in critically ill patients undergoing mechanical ventilation. N Engl J Med, 342：1471-1477, 2000 ★★

4) Girard TD, et al：Efficacy and safety of a paired sedation and ventilator weaning protocol for mechanically ventilated patients in intensive care（Awakening and Breathing Controlled trial）：a randomised controlled trial. Lancet, 371：126-134, 2008 ★★★

5) 日本集中治療医学会規格・安全対策委員会，他：ICUにおける鎮痛・鎮静に関するアンケート調査．日集中医誌, 19：99-106, 2012

6) Kress JP, et al：Daily sedative interruption in mechanically ventilated patients at risk for coronary artery disease. Crit Care Med, 35：365-371, 2007

7) Schweickert WD, et al：Early physical and occupational therapy in mechanically ventilated, critically ill patients：a randomised controlled trial. Lancet, 373：1874-1882, 2009 ★★

8) Mehta S, et al：Daily sedation interruption in mechanically ventilated critically ill patients cared for with a sedation protocol：a randomoised controlled trial. JAMA, 308：1985-1992, 2012 ★★★

第2章　不穏対策：鎮静管理～実際どうする？

5. 人工呼吸管理中の「浅い鎮静深度を目標とするプロトコル」の有効性と方法は？

福永真由子

Point

- 浅い鎮静深度を目標とするプロトコルは，人工呼吸器時間，ICU滞在日数などの臨床的アウトカムを向上させる
- 浅い鎮静深度を目標とするプロトコルでは，自己抜管などの事故や心筋梗塞などの合併症の増加は認められなかった
- 毎日の鎮静中断法，浅い鎮静深度を目標とするプロトコルのどちらを用いても，浅い鎮静深度を保つことが重要である

症例

46歳男性．糖尿病，慢性閉塞性肺疾患の既往歴．肺炎による急性呼吸不全のために挿管．フェンタニルとミダゾラムの持続静脈内投与が行われている．診察をすると痛み刺激にも反応を示さず，Sedation-Agitation Scale（SAS）＝1．口頭指示にも従わない．ミダゾラムの持続投与量を減量しようとすると，研修医に「患者さん，苦痛も不穏症状もなく呼吸器と同調しているのに，なぜ鎮静薬を減らす必要があるのですか．鎮静薬の投与量を減らして，患者さんが起きてしまうと不快感を感じるのではないでしょうか．」と尋ねられた．

1 浅い鎮静深度を目標とする鎮静法の利益

1999年にBrookらは看護師主導の浅い鎮静深度を目標とする鎮静プロトコル群と従来の医師主導の鎮痛薬，鎮静薬の継続投与のプロトコル群を比較した[1] [LRCT]．

看護師主導の浅い鎮静深度（Ramsay sedation scale 3）を目標とする鎮静プロトコルでは従来のプロトコルに比べ，人工呼吸器期間が短くなることが示された．さらにICU滞在日数，入院日数を短縮し，気管切開が必要となる患者数も減少した．また，鎮痛薬，鎮静薬が継続投与される時間も短縮された．鎮静薬の継続投与時間が長ければ長いほど人工呼吸器期間が長くなることも示された．

2000年には毎日の鎮静中断法（daily sedation interruption：DSI）についての研究として有名なKressらの比較試験がアメリカから発表された[2]．Kressらは看護師によりDSIを行う群と従来の医師主導の鎮静薬の投与群（コントロール群）を比較した．DSIを用いた群では圧倒的に覚醒日数が増加した（85.5％ vs. 9.0％，p＜0.001）．つまり，この臨床試験はDSIを行う群とDSIを行わない従来の鎮静法の比較というよりも，結果的には鎮静深度の浅い群と深い群の比較試験ともいえる．浅い鎮静深度の群（DSIを用いた群）では人工呼吸器期間が短く（4.9日 vs. 7.3日，p＜0.004），ICU滞在日数の減少も認められた（6.4日 vs. 9.9日，p＜0.02）．また意識障害の精査のために行われた頭部CTやMRIなどの検査の数も，浅い鎮静深度を保った毎日の鎮静中断を用いた群では減少した（9％ vs. 27％，p＝0.02）．

カナダのMehtaらのグループは，看護師主導の浅い鎮静深度を目標とするプロトコルを用いた鎮静法とそれにDSIを組み合わせた鎮静法を評価する多施設ランダム化比較試験を行った[3][LRCT]．この試験では看護師がSAS＝3か4，もしくはRichmond Agitation-Sedation Scale（RASS）が－3～0になるように鎮静薬の調整をした．その結果，浅い鎮静深度を目標とするプロトコルとさらに毎日の鎮静中断法を合わせたプロトコルでは，人工呼吸器期間，入院日数に差はみられなかった．つまり，DSIを行うこと自体ではなく，過剰な鎮静薬投与を防止し，浅い鎮静深度を保つ鎮静薬投与が，臨床的アウトカムの向上には重要であるといえる．この試験にはいくつかの問題点があるのでそちらは後述の「Pro-Con論点のまとめ」で詳しく触れたい．

さらにShehabiらは，2012年に人工呼吸器開始後のはじめの48時間の鎮静深度が深いほど，人工呼吸器期間も長くなり，180日後の死亡率も悪化することを示した[4]．

以上の研究結果より，浅い鎮静深度を目標とするプロトコルは，人工呼吸器期間とICU滞在日数を短縮させると考えられる．

❷ 浅い鎮静深度を目標とする鎮静法による障害

そもそも鎮痛，鎮静の目的は，患者の苦痛，不安感を和らげ，患者の快適，安全を確保することである．患者の苦痛，不安を取り除き心的外傷後ストレス障害（post traumatic stress disorder：PTSD）を予防するため，呼吸器と患者の呼吸を同調させるため，自己抜管などの患者の障害を防ぐために挿管された患者に鎮静薬は投与された．それでは浅い鎮静深度を保つことにより，自己抜管，PTSDなどの障害は生じないのだろうか．

浅い鎮静深度を目標とするプロトコルを用いた臨床研究では，再挿管を必要とする自己抜管の増加は認められなかった[2, 3][LRCT]．

DSIの際にはカテコラミンの上昇は認められたが，狭心症や心筋梗塞の増加は認められなかった[5]．

鎮静深度とICU退院後の精神的ストレスとの関連については，現段階では質の高いエビデンスが確立していない．しかし，DSIを用いた群では精神的な副作用の増加は認められず，PTSDの症状の減少が認められた[6]．一方，TreggiariらはS浅い鎮静を受けた患者と深い鎮静を受けた患者を比較したところ，退院4週間後には深い鎮静を受けた群では，PTSDの症状が多くみられる傾向が認められ（p＝0.07），さらにICUでの記憶を思い起こすことができず（37％ vs. 14％，p＝0.02），より多くの患者にICUでの不快な記憶が残っていた（18％ vs. 4％，p＝0.05）[7]．一方，Samuelsonらは浅い鎮静がICUでの不快な記憶の関連因子の1つだとしている．この分野に関しては，今後のさらなる研究が必要不可欠である．

以上の研究結果を考慮すると，浅い鎮静を目標とする鎮静法における利益の方が不利益を上回っており，深い鎮静は極力避けるべきであるといえる．

ただし，この分野の臨床研究のほとんどは内科集中治療の患者を対象に行われており，神経内科，脳外科疾患の患者や外科の術後患者，外傷患者に対するデータは欠如しており，この領域での研究が必要とされる．

❸ 浅い鎮静深度を目標とする鎮静のプロトコル

最後に実際の看護師主導の浅い鎮静深度を目標とする鎮静のプロトコルの例を紹介する．

Mehtaらの多施設ランダム化比較試験で用いられた看護師主導のプロトコルでは，まず疼痛の評価を行う．疼痛が鎮痛薬でコントロールされた後に，鎮静の評価を行い，患者が興奮しているようならば，鎮静薬を単回投与する．頻繁な単回投与を必要とする場合は，鎮静薬の持続投与を開始する．患者が鎮静されたらSASを用いて鎮静の状態を再評価する．SAS＝1〜2ならば，鎮痛薬，鎮静薬の継続投与量を減らし，SAS＝3〜4ならば，そのままの量の鎮痛薬，鎮静薬の投与を継続し，1〜2時間後に鎮静状態が安定しているならば，鎮痛薬，鎮静薬の投与量を減らす．SAS＝5〜6では単回の鎮痛薬，鎮静薬の投与，もしくは鎮痛薬，鎮静薬の持続投与量を増やし，SAS＝7では，SAS＝5〜6のプロトコルに従い，さらに医師を呼ぶ．このプロトコルでは看護師が1〜2時間ごとにSASのアセスメントをする．そのほかの臨床研究で用いられたプロトコルでも看護師が3〜4時間おきに鎮静状態の評価を行う[3] [LRCT]（図1）．

私の勤めるMaine Medical CenterのICUのプロトコルでは，看護師はまず疼痛の評価，おもにフェンタニルの単回投与もしくは持続投与により疼痛をコントロールする．その後に鎮静状態，せん妄状態の評価を行い，鎮静薬を調整する（図2）．

1. 疼痛の評価

一般的な1〜10の疼痛アセスメント（NRS）もしくはCritical Care Pain Observation Toolを用いる．疼痛評価は，最低4時間おき，新たに疼痛を訴えたとき，鎮静薬静脈投与

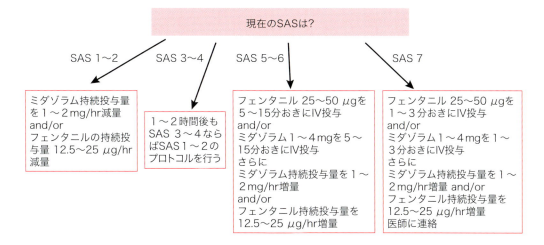

図1 浅い鎮静深度を目標とするプロトコルの一例
文献3より引用

後30分以内に行う．

2. 鎮静の評価

SASを用いて，最低6時間おき，患者の状態に変化がみられたとき，目標鎮静深度に到達するまでに鎮静評価をくり返す．

3. せん妄の評価

Confusion assessment method for the ICU（CAM-ICU）を用いて，最低12時間おき，もしくは患者の状態に変化がみられたとき行う．

ただ，アメリカのICUでは看護師1人あたり2人の患者のケアをし，疼痛，鎮静，せん妄のアセスメント，コントロールについて徹底的なトレーニングを受けているので，看護師がかなり頻繁にアセスメントをしている印象がある．また当院では電子カルテには鎮痛薬，鎮静薬のオーダーセットがあり，医師が患者の状態，鎮静のゴールに応じた鎮静薬をオーダーセットから選択できるようになっている．そして，不適切な鎮静薬をオーダーした場合は，看護師，臨床薬剤師から確認されるようになっている．また，毎朝集中治療専門の臨床薬剤師も回診に加わり，鎮痛薬，鎮静薬，抗精神病薬の調整のアドバイスをしてくれる贅沢な環境である．

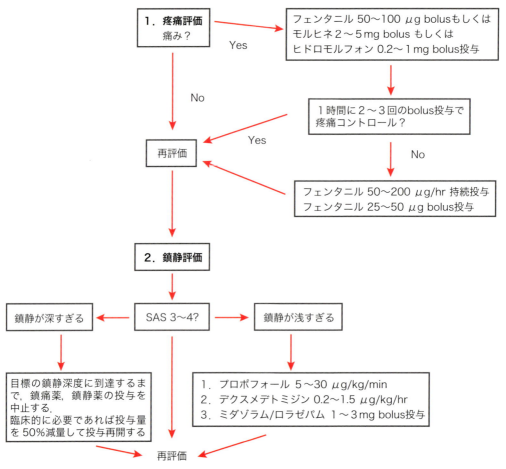

図2 ● 疼痛,鎮静評価,マネージメントのプロトコル
www.icudelirium.org 参照.国内での未認可薬や用量が異なるものも含まれるので注意

❹ おわりに

　冒頭の症例では,SAS＝1,過剰な鎮静が行われており,フェンタニルとミダゾラムの投与量を減量,もしくは投与を中止する.患者が覚醒したら,その後はSAS＝3か4になるように鎮静薬の投与量を調整する.

　ここにひとつ人工呼吸器患者への鎮静薬の投与とICUの看護体制の根本に問いかける論文がある[8].デンマークでは1人の看護師が1人のICU患者のケアをするため,患者への鎮静薬の投与はアメリカに比べると大変少ない.2010年に彼らは鎮静薬を投与しない試験群（No sedation group）と鎮静薬を継続投与するコントロール群（sedation group）を比較する試験を発表した.すべての患者には鎮痛薬がまず始めに投与された.No sedation group では18％の患者が鎮静薬の継続静脈投与を必要としたが,それ以外の患者で

は鎮静薬の継続投与はされなかった．結果，No sedation groupでは挿管から28日間の呼吸器離脱日数，ICU滞在日数，全入院日数が短縮され，ICUでの死亡率にも改善傾向がみられた．この試験は看護師と患者の比率が1対1のデンマークの単独施設で行われたので，それ以外の国のICUの状況に当てはめることは難しいが，薬にかけるコストを看護師1人あたりがケアをする患者の数の改善に用いれば，鎮静薬の投与を最小限に抑え，その結果，人工呼吸器期間，入院日数を改善し，さらには死亡率すらも改善させることができる可能性を示唆している．

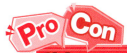

論点のまとめ

「毎日の鎮静中断法」よりも「浅い鎮静深度を目標とするプロトコル」を用いるべきである？

- Mehtaらは2008年から2011年にかけて，ベンゾジアゼピン系の鎮静薬とオピオイドを用いた浅い鎮静深度を目標とするプロトコルの鎮静法と，浅い鎮静深度を目標とするプロトコルに毎日の鎮静中断を加えた鎮静法を評価した多施設ランダム化比較試験を行った（SLEAP study[3] [LRCT]）．前述のように，この試験では2つの群では，人工呼吸期間，ICU滞在日数に有意差が認められなかった．

- この臨床試験は，多施設試験にもかかわらず鎮痛，鎮静のプロトコルが明確に決められており，さらに高いプロトコル遵守率（85.6％）を保ち，非常によくデザインされた臨床試験である．しかし，この臨床試験は，2002年の鎮静と疼痛のガイドライン[9]に基づき，ベンゾジアゼピン系の鎮静薬を用いており，非ベンゾジアゼピン系のプロポフォールを推奨する2013年のガイドライン[10]にそっておらず，現在の臨床状況にそぐわない．KressらのDSIを評価した臨床試験[2]と比較すると，SLEAP studyでははるかに多量のミダゾラムが投与されており，DSIを用いても，ミダゾラムが体内に蓄積していた可能性が考えられる．さらにKressらの臨床試験で90％の患者で正しくDSIが行われたが，SLEAP studyでは72％の患者でしか毎日の鎮静中断が正しく行われなかった．またSLEAP studyでは看護師が1時間おきにSASの評価をしており，実際の臨床現場の状況とかけ離れている．理想的には2013年のガイドラインが推奨するように，ベンゾジアゼピン系ではなく，非ベンゾジアセピン系鎮静薬を用いた同じような臨床試験が必要である．

文献

1) Brook A, et al：Effect of a nursing-implemented sedation protocol on the duration of mechanical ventilation. Crit Care Med, 27：2609-2615, 1999 ★★★★

必読 2) Kress JP, et al：Daily interruption of sedative infusions in critically ill patients undergoing mechanical ventilation. NEJM, 342：1471-1522, 2000 ★★

必読 3) Mehta S, et al：Daily sedation interruption in mechanically ventilated critically ill patients cared for with a sedation protocol. JAMA, 308：1985-1992, 2012 ★★★

4) Shehabi Y, et al：Early intensive care sedation predicts long-term mortality in ventilated critically ill patients. Am J Respir Crit Care Med, 186：724-731, 2012 ★

5) Kress JP, et al：Daily sedative interruption in mechanically ventilated patients at risk for coronary artery disease. Crit Care Med, 35：365-371, 2007

6) Kress JP, et al：The long-term psychological effects of daily sedative interruption on critically ill patients. Am J Respir Crit Care Med, 168：1457-1461, 2003
7) Treggiari MM, et al：Randomized trial of light versus deep sedation on mental health after critical illness. Crit Care Med, 37：2527-2534, 2009 ★★
8) Storm T, et al：A protocol of no sedation for critically ill patients receiving mechanical ventilation：a randomised trial. Lancet, 375：475-480, 2010 ★★
9) Jacobi J, et al：Clinical practice guidelines for the sustained use of sedatives and analgesics in the critically ill adult. Crit Care Med, 30：119-141, 2002
必読 10) Bar J, et al：Clinical practice guidelines for the management of pain, agitation, and delirium in adult patients in the intensive care unit. Crit Care Med, 41：263-306, 2013

Special thanks to Drs. Fraser, Riker and MMC critical care team.

第2章 不穏対策：鎮静管理〜実際どうする？

6. 人工呼吸管理中の成人患者の鎮静には，ベンゾジアゼピン系鎮静薬よりも非ベンゾジアゼピン系鎮静薬を使用すべきか？

鶴田良介

Point

- 脳の主要な神経伝達物質と鎮静薬の作用との関係を理解する
- 本邦で使用可能な鎮静薬の特徴を理解する
- 人工呼吸管理中の成人患者の鎮静には，ベンゾジアゼピン系鎮静薬でなければならない場合を除き，非ベンゾジアゼピン系鎮静薬を使用するほうが望ましいことを理解する

はじめに

近代外科手術の発展の歴史の代表は19世紀の麻酔法の発見・改良である．われわれ人類はより患者を安定して苦痛から和らげる鎮静薬の開発に邁進してきた．こうして，ICU患者を深い鎮静下におくことが可能となってきた．ところが，その結果，深い鎮静にかかわる人工呼吸器関連肺炎，せん妄などの合併症が問題となってきた．ここでは，鎮静薬をベンゾジアゼピン系と非ベンゾジアゼピン系に分けて議論してみる．

1 鎮静薬は脳のどの部位にどのように作用するのか？

脳における主要な4つの神経伝達物質とそれぞれに関連した薬物を挙げる[1]（図1）．

1）アセチルコリン

コリン作動性神経系は，前脳基底部と脳幹上位にはじまり海馬と大脳皮質に投射される．その主な機能は情動行動，学習・記憶である．
アトロピンなどのムスカリン性アセチルコリン受容体拮抗薬やベンゾジアゼピン系鎮静薬を代表とする抗コリン作動性薬物はしばしばせん妄を引き起こす．

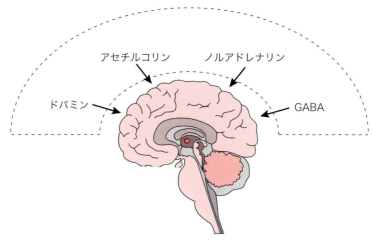

図1● 重症患者の鎮静・せん妄にかかわる神経伝達物質
点線で囲んだ箇所は種々の薬物，外傷・手術・虚血などの侵襲，感染症などの影響を受けることを示す

2) ノルアドレナリン

　ノルアドレナリン作動性神経系は，橋吻側にある青斑核を神経核とし脳・脊髄のほとんどすべての領域に投射される．睡眠覚醒サイクルの調節に関与している．
　シナプス前のα_2受容体の刺激によりノルアドレナリンの放出が抑制される．デクスメデトミジンは青斑核のα_{2A}受容体に作用することにより鎮静作用，鎮痛作用，交感神経の抑制，副交感神経の刺激，シナプス前抑制を発現させる．

3) ドパミン

　黒質線条体ドパミン系，中脳辺縁皮質ドパミン系，灰白隆起漏斗ドパミン系の3系統があり，順に自発運動の制御（パーキンソン病に関連），認識機能と感情機能，下垂体からのプロラクチン遊離の調節に関与している．ブチロフェノン系のハロペリドールはD_2受容体だけに高親和性を示すが，どのようにD_2受容体の拮抗から抗精神病作用が生じるか明らかでない．

4) γアミノ酪酸（GABA）

　脳内の著しく多様化した抑制性の介在ニューロンや投射ニューロンに存在する抑制性伝達物質で，てんかん，ハンチントン病，遅発性ジスキネジア，アルコール中毒，睡眠障害などと関連している．ベンゾジアゼピン系鎮静薬，プロポフォール，バルビツレートはGABA受容体に作用する．フルマゼニルはベンゾジアゼピン系鎮静薬の受容体拮抗薬である．

❷ ベンゾジアゼピン系鎮静薬 vs. 非ベンゾジアゼピン系鎮静薬（ミダゾラム vs. デクスメデトミジン）

本邦で頻用される鎮静薬はプロポフォール，ミダゾラム，デクスメデトミジンである（表）．その他の薬物としてジアゼパム，バルビツレート，ケタミン，吸入麻酔薬などがあるが，今日ではあまり使用されていない．

ベンゾジアゼピン系鎮静薬であるミダゾラムと非ベンゾジアゼピン系鎮静薬であるデクスメデトミジンを比較した二重盲検無作為化の多施設（多国）共同研究がある[2] [LRCT]．デクスメデトミジンは**本邦の承認許容量0.7μg/kg/時の2倍**まで使用されている．鎮静深度はRASS＝＋1〜−2，1日1回鎮静中断を行った．目標RASSの範囲にある時間の占める割合に違いはなかった（75% vs. 77%）．せん妄の発症率はデクスメデトミジンで54%，ミダゾラムで77%であった．抜管までの日数（中央値）はデクスメデトミジンの方が1.9日短かった（5.6日 vs. 3.7日）．ただし，デクスメデトミジンで鎮静された患者は徐脈になる頻度が高かった（19% vs. 42%）．

ヨーロッパの多施設で行われた無作為化二重盲検試験（フェーズ3）がある．ミダゾラムとデクスメデトミジンを比較したMIDEXトライアルである[3] [LRCT]．RASS＝0〜−3で維持し，light to moderate sedation（軽度〜中等度鎮静）としている．24時間以上の人工呼吸管理が必要な患者を対象とし，ICU入室後72時間以内に割り付けた．デクスメデトミジンを**最高1.4μg/kg/時（日本では未承認量）**で維持している．デクスメデトミジンを長期間ICUで使用できることが証明されたが，ミダゾラムとの比較では，人工呼吸日数が短縮し，痛みの自己申告がより可能であった．

人工呼吸管理中の成人患者に鎮静薬を投与する場合には，プロポフォールやデクスメデトミジンのような非ベンゾジアゼピン系鎮静薬が，ミダゾラムのようなベンゾジアゼピン系鎮静薬より患者アウトカムを改善させる可能性があることから，ベンゾジアゼピン系を第1選択とすることは避け，**投与する場合も可能な限り投与量を減らす必要がある**と考えられる[4]．

表 ● 本邦で人工呼吸管理中に頻用される鎮静薬

一般名	消失半減期（時間）	最大効果発現時間（分）	投与量
プロポフォール	4〜7	1.5	1回静注は勧められない 0.3〜3 mg/kg/hr 持続静注
ミダゾラム	3〜5	2〜5	1〜5 mg 1回静注 2〜10 mg/hr 持続静注
デクスメデトミジン	2〜3	10	6μg/kg/hrで10分間（初期負荷） 0.2〜0.7μg/kg/hr（維持量）

❸ 深い鎮静にはデクスメデトミジンは不向き

　目標鎮静深度の維持とICU日数の観点からデクスメデトミジン（**1.4 μg/kg/時以下**）と従来法（プロポフォールまたはミダゾラム）を長期の鎮静として比較した[5]．鎮静深度をRASS＝0〜－4とし，二重盲検無作為化の多施設共同研究を行った．デクスメデトミジンはRASS＝0〜－3の目標を維持するには従来法と同等であるが，深い鎮静（RASS＝－4以下）には不適切であることが示された．これは経験的に妥当な結果である．**デクスメデトミジンは浅い鎮静に相応しい鎮静薬**である．また，デクスメデトミジン使用患者の方が従来法よりせん妄発症が多く（44% vs. 25%），Rikerらの結果[2]と反対になった．これはRASS＝－4以下では，せん妄評価ができないこと，デクスメデトミジンの対照にプロポフォールを従来法の67%の患者に用いたことによると思われる．

　長期鎮静または深い鎮静の場合，ミダゾラムを第1選択とする．短期鎮静（48時間未満），浅い鎮静，頻回の神経学的評価を要する場合，プロポフォールまたはデクスメデトミジン，または両者の併用が適している．

❹ 実際の鎮静薬使用状況（症例呈示）

症例

56歳，女性（体重40 kg）．
【診断】①気道熱傷，②急性CO中毒，③軽度の体表熱傷
【現病歴】深夜，遠赤外線ヒーターの上に濡れタオルをおいて入浴したところ火災が発生し，裸のままバケツで約5分間初期消火を試みた．この際に受傷した．
【来院時現症】意識清明．心拍数115/分以外，バイタルサインに異常なし．顔面発赤，頭髪の燃焼痕，鼻腔内にススの付着あり．スス交じりの唾液・喀痰の排出あり．嗄声あり．体表の熱傷面積は1%未満．
【来院時動脈血ガス分析（8 L/分リザーバー付酸素マスク）】
pH 7.38, $PaCO_2$ 27 Torr, PaO_2 164 Torr, HCO_3^- 18.5 mEq/L, BE －7.4 mEq/L, COHb 24.2 %
【入院後経過】
　気道熱傷の診断で，気管挿管・人工呼吸管理を行った．鎮静・鎮痛指示簿（図2）には，ドルミカム®（ミダゾラム），プレセデックス®（デクスメデトミジン），フェンタニルを選択し，RASSの目標値を－4とした．ナースによる鎮静深度の評価は1日に6回行われ，RASS＝－3〜－4であった．気管支鏡による気管・気管支粘膜の観察で改善が認められたため第5病日には，ドルミカム®を中止，替わってディプリバン®（プロポフォール）を開始し，鎮静目標をRASS＝－1〜－2とした．また，フェンタニルも中止した．喉頭浮腫が軽減するのを待って第8病日に抜管した．第9病日から経口摂取開始した．

鎮静・鎮痛・筋弛緩薬指示簿

患者名 _____　年齢 [　　]　性別（M・F）　体重 [　　] kg
　　　　　　　　　　　　　　　　　　　　　　体重はおよそでも構わない

選択する鎮静薬に☑をつける．
- ☐ ドルミカム _____ mL/時
- ☐ ディプリバン _____ mL/時
- ☐ プレセデックス（1バイアル＋生食48 mL）_____ mL/時
- ☐ フェンタニル 0.25 _____ mL/時
- ☐ エスラックス（筋弛緩薬）_____ mL/時
- ☐ その他 _____
- ☑ 目標とする鎮静レベルより深い場合　_____ mL/時　ダウンする．⎫ <u>必須！</u>
- ☑ 目標とする鎮静レベルより浅い場合　_____ mL/時　アップする．⎭
- ☑ 循環動態の変化（血圧の上昇・低下）によっては適宜，鎮静薬の増減や中断を行う．

目標鎮静レベルに☑をつける．

	RASSスコア	用語	説明
☐	−1	傾眠状態	呼びかけに10秒以上のアイコンタクト
☐	−2	軽い鎮静状態	呼びかけに10秒未満のアイコンタクト
☐	−3	中等度鎮静状態	呼びかけに動きまたは開眼で応答するが，アイコンタクトなし
☐	−4	深い鎮静状態	呼びかけに無反応，しかし，身体刺激で動きまたは開眼
☐	−5	昏睡	身体刺激にも無反応

［投与量のヒント］
- ＊ドルミカム：1 mL/時で開始すると体重50 kgの場合，0.1 mg/kg/時となる．
- ＊ディプリバン：5 mL/時で，体重50 kgの場合，1 mg/kg/時．維持量は0.5–3.0 mg/kg/時程度．
- ＊プレセデックス（上記の場合で4 μg/mL）：0.2 μg/kg/時で維持開始．**フラッシュ禁止**
- ＊フェンタニル 0.25：1 mL/時で開始すると体重50 kgの場合，1 μg/kg/時となる．
- ＊エスラックス（50 mg/5 mL）：体重50 kgの場合，2 mL/時で維持．

指示の変更で指示簿が見にくい場合，新たに書き直します．

_____月_____日　　医師名_____
　　　　　　　　　　看護師名_____

図2 ● 山口大学高度救命救急センターの鎮静・鎮痛指示簿

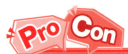

論点のまとめ

プロポフォールよりデクスメデトミジンの方が成人の人工呼吸管理に有用である？

【賛成論】
- プロポフォールとデクスメデトミジンを比較したPRODEXトライアルがある[3][LRCT].
- デクスメデトミジンの方がプロポフォールに比べて，せん妄発症が減少した．

【反対論】
- デクスメデトミジンとプロポフォールの優劣についてはデータが十分でないため，現時点では評価できない[4].

文献

1) 「分子神経薬理学：臨床神経科学の基礎」(樋口宗史，前山一隆／監訳)，西村書店，2004
2) Riker RR, et al：Dexmedetomidine vs midazolam for sedation of critically ill patients：a randomized trial. JAMA, 301：489-499, 2009 ★★★
3) Jakob SM, et al：Dexmedetomidine vs midazolam or propofol for sedation during prolonged mechanical ventilation：two randomized controlled trial. JAMA, 307：1151-1160, 2012 ★★★
4) 【必読】日本集中治療医学会 J-PADガイドライン作成委員会：日本版・集中治療室における成人重症患者に対する痛み・不穏・せん妄管理のための臨床ガイドライン．日集中医誌，21：539-579, 2014
   → 医師，看護師，薬剤師，理学療法士からなる日本集中治療医学会の委員会で作成されたガイドライン
5) Ruokonen E, et al：Dexmedetomidine versus propofol/midazolam for long-term sedation during mechanical ventilation. Intensive Care Med, 35：282-290, 2009 ★★

第2章 不穏対策：鎮静管理〜実際どうする？

7. 成人重症患者管理における ベンゾジアゼピン系鎮静薬の 位置付けは？

行岡秀和

Point

- ベンゾジアゼピン系鎮静薬は，鎮静過剰，せん妄発症，人工呼吸期間延長の危険性が高い
- プロポフォール，デクスメデトミジンのような非ベンゾジアゼピン系鎮静薬が，ICU鎮静の第1選択薬になりつつある
- ミダゾラムは血圧低下が少ないので，循環動態の不安定な患者に使用される場合がある
- 不安・不穏，痙攣，アルコール・ベンゾジアゼピン系薬離脱の治療ならびに深鎮静，健忘，他の鎮静薬の減量が必要なときには，現在でもベンゾジアゼピン系薬は有用である

はじめに

　ミダゾラムのようなベンゾジアゼピン系薬は，ICUで古くから用いられている鎮静薬である．日本集中治療医学会雑誌創刊号（1994年）の鎮痛・鎮静に関する総説において[1]，すでに「軽い鎮静（眠いが，軽い刺激で容易に目が覚める）」が推奨され，代表的な鎮静薬としてミダゾラムが挙げられている．一方，ミダゾラムには多臓器不全患者における覚醒遅延や，錯乱・興奮の危険性が指摘されている．

❶ プロポフォールの出現

　プロポフォールが市販されてからは，覚醒の速やかさ，抜管までの時間が短いという面では，ミダゾラムよりプロポフォールが優ると考えられている[2〜4]．しかし，循環動態に関してはミダゾラムがより安定しており，日本集中治療医学会のJ-PADガイドライン（2014年）においても，「ミダゾラムはプロポフォールやデクスメデトミジンに比べて血圧低下

が少ないので，循環動態の不安定な患者に使用される場合がある」と記載されている[5]．

② 2002年米国，2007年日本の鎮静ガイドラインでのベンゾジアゼピン系薬の位置付け

　2002年の米国集中治療医学会ガイドラインでは，短期間の鎮静にはミダゾラム，長期間の鎮静に対してはロラゼパム（わが国では静注薬は未発売），間欠的な覚醒を必要とする患者にはプロポフォールが推奨されていた[6]．2007年の日本呼吸療法医学会「人工呼吸中の鎮静のためのガイドライン」では，ミダゾラムやジアゼパムの覚醒遅延が問題とされており，ミダゾラムはできるだけ短時間の使用を，ジアゼパムは緊急時のボーラス投与のみの使用を推奨している[7]．

③ わが国のベンゾジアゼピン系薬使用の現状

　2009年に実施された日本集中治療医学会によるアンケート調査では，ミダゾラムは気管挿管下の人工呼吸症例の25％に使用されており，プロポフォールに次いで2番目の頻度であった．非侵襲的人工呼吸症例でも5％にミダゾラムが用いられていた．一方，ジアゼパムはほとんど使用されていなかった[8]．

④ 成人人工呼吸患者に対するミダゾラム維持鎮静

　米国2013 PAD guidelines[9]やJ-PADガイドライン[5]では，人工呼吸期間やICU入室期間が短縮するため，浅い鎮静を推奨している．これまで，浅い鎮静の定義は明確ではなかったが，これらのガイドラインでは，目標鎮静深度をRichmond Agitation-Sedation Scale（RASS）＝－2～0とし，「呼びかけにアイコンタクトで応答する」状態としている[7]．
　浅い鎮静で管理するためには，騒音防止などの環境整備を実施するとともに，不穏（内的緊張状態に伴う無目的な過剰な動き．具体的にはベッドから降りようとしたり，気管チューブやカテーテル類を引っぱる，医療スタッフに暴力をふるうなどの行動をくり返す状態．ICUにおける不穏の原因としては過活動型せん妄が最も多い[10]）の原因を調べ，迅速に対処することが大切である（表1）[5]．特に，痛みやせん妄対策を十分に行うことが重要である．まず，鎮痛・鎮静以外の要因がないか調べ，次に鎮痛薬を増量する（鎮痛優先の鎮静：analgesia-first sedation[9]）．せん妄の評価を行い，過活動型せん妄であれば，ハロペリドール，リスペリドン投与を考慮する．

表1 ● 不穏の原因

1. 痛み
2. せん妄（ICUにおける不穏の原因として最も多い）
3. 強度の不安
4. 鎮静薬に対する耐性，離脱（禁断）症状
5. 低酸素血症，高炭酸ガス血症，アシドーシス
6. 頭蓋内損傷
7. 電解質異常，低血糖，尿毒症，感染
8. 気胸，気管チューブの位置異常
9. 精神疾患，薬物中毒，アルコールなどの離脱症状
10. 循環不全

（文献5より引用）

　ミダゾラムの投与量としては，2002年米国ガイドライン[6]では，0.04〜0.2 mg/kg/時であったが，2013 PAD guidelines[9]では，0.02〜0.1 mg/kg/時と半減している．2013 PAD guidelinesが浅鎮静をめざすことを明確に示している．J-PADガイドライン[5]では，0.02〜0.18 mg/kg/時を推奨しており（表2），2013 PAD guidelinesより最大投与量が多いが，過鎮静にならないように十分な注意が必要である．

❺ デクスメデトミジンの登場とせん妄

　デクスメデトミジン鎮静では，RASS＝－2〜＋1のような浅い鎮静において，ミダゾラムに比べてせん妄が生じにくいのではないかと報告されている[11] [LRCT]．また，ミダゾラムに比べて人工呼吸期間が短縮した[11,12] [LRCT]．デクスメデトミジンのような非ベンゾジアゼピン系薬が，ミダゾラムのようなベンゾジアゼピン系薬より患者予後を改善させる可能性があることから，ベンゾジアゼピン系薬を第1選択にすることは避ける[5]．なお，**現在，ベンゾジアゼピン系薬はせん妄発症の危険因子と考えられている**[5]．

❻ ベンゾジアゼピン系薬の適応は？

　Elyらは，ベンゾジアゼピン系薬は鎮静過剰，せん妄，ICU退室後の認知障害を生じやすいので，このような鎮静薬の使用を減じ，鎮痛や不穏に対する処置を十分行うことにより，人工呼吸患者の予後が改善すると主張した．Skrobikはベンゾジアゼピン系薬はそん

表2 鎮静薬一覧

薬剤名	初回投与後の発現	活性化代謝産物	初回投与量	維持用量	肝機能障害患者への対応	腎機能障害患者への対応	副作用
ミダゾラム	2〜5分	あり[a]	0.01〜0.06 mg/kgを1分以上かけて静注し，必要に応じて，0.03 mg/kgを少なくとも5分以上の間隔を空けて追加投与．初回および追加投与の総量は0.3 mg/kgまで	0.02〜0.18 mg/kg/hr[b]	肝硬変患者ではクリアランスの低下による消失半減期延長のため50％減量	Ccr＜10 mL/min，または透析患者：活性代謝物の蓄積により鎮静作用が増強することがあるため常用量の50％に減量	呼吸抑制，低血圧
プロポフォール	1〜2分	なし	0.3 mg/kg/時[c]を5分間	0.3〜3 mg/kg/hr（全身状態を観察しながら適宜増減）	肝機能正常者と同じ	腎機能正常者と同じ	注射時疼痛[d]，低血圧，呼吸抑制，高トリグリセリド血症，膵炎，アレルギー反応，プロポフォールインフュージョン症候群，プロポフォールによる深い鎮静では，浅い鎮静の場合に比べて覚醒が著明に遅延する
デクスメデトミジン	5〜10分	なし	初期負荷投与により血圧上昇または低血圧，徐脈をきたすことがあるため，初期負荷投与を行わず維持量の範囲で開始することが望ましい	0.2〜0.7 μg/kg/hr[e]	肝機能障害の程度が重度になるにしたがって消失半減期が延長するため，投与速度の減速を考慮．重度の肝機能障害患者に対しては，患者の全身状態を慎重に観察しながら投与速度を調節	鎮静作用の増強や副作用が生じやすくなるおそれがあるので，投与速度の減速を考慮し，患者の全身状態を観察しながら慎重に投与	徐脈，低血圧，初回投与量による高血圧，気道反射消失

a) 特に腎不全患者では，活性代謝物により鎮静作用が延長する
b) 可能な限り少ない維持用量で浅い鎮静を行う
c) プロポフォールの静脈内投与は，低血圧が発生する可能性が低い患者で行うことが望ましい
d) 注射部位の疼痛は，一般的にプロポフォールを末梢静脈投与した場合に生じる
e) 海外文献では，1.5 μg/kg/hrまで増量されている場合があるが，徐脈等の副作用に注意する
（文献5より引用）

なに危険な鎮静薬ではないと述べ，患者によってはやや深い鎮静を好むため，ベンゾジアゼピン系薬は，今でも有用であると主張した[13]．

現在のところベンゾジアゼピン系薬は，不穏（特に不安），痙攣，アルコールならびにベンゾジアゼピン離脱の治療[14]，深鎮静，健忘や他の鎮静薬の減量が必要な時などに有用であると考えられている[5, 13]．

以下に具体的な適応や使い方をいくつか紹介する．

1) 振戦せん妄を伴うアルコール離脱は，重篤な救急疾患であり死亡率が高い．治療にはジアゼパム（あるいはミダゾラム）の投与が有用であるが，プロポフォールが有効であるという報告もある[15]．

2) ベンゾジアゼピン系薬長期使用患者で，投与を急に中止した場合に，不安・不穏，振戦，頭痛，発汗，不眠，悪心・嘔吐，ミオクローヌス，筋痙攣，過活動型せん妄，痙攣などの離脱症状が発現する可能性がある[14]．ベンゾジアゼピン離脱の治療にはベンゾジアゼピン系薬が有用である．離脱症状発現はプロポフォールやデクスメデトミジン鎮静に比べて，ミダゾラム鎮静でより高頻度に生じるかもしれない．

3) ミダゾラムとプロポフォールを併用すると，より少ない投与量で循環が安定し，覚醒が速やかになると報告されている（相乗鎮静）．機序は不明であるが，検討する価値のある方法である[16]．

▶▶▶ 現場からのアドバイス

ベンゾジアゼピン系薬の使用法

不安・不穏が強く，深鎮静を必要とする患者には，ミダゾラムは今でも有用な鎮静薬である．ミダゾラム長期投与は覚醒遅延の可能性があるので，抜管2～3日前にミダゾラムを中止するか減量し，鎮痛薬の量を増加する．あるいは，少量のプロポフォールを併用する．

❼ おわりに

ベンゾジアゼピン系鎮静薬は，鎮静過剰，せん妄発症の危険性や人工呼吸期間の延長が生じる可能性のため，ICUにおける鎮静の第1選択薬ではなくなりつつある．一方，不穏の管理，強い不安，痙攣，アルコール・ベンゾジアゼピン系薬離脱の治療ならびに深鎮静，健忘，他の鎮静薬の減量が必要なときには，現在でもベンゾジアゼピン系薬は有用と思われる．

◆ 文献

1) 行岡秀和：集中治療における鎮静疼痛管理の現状．日集中医誌，1：13-19，1994
   → 本論文では軽い鎮静の推奨とともにRamsay鎮静スケールが紹介されている

2) 行岡秀和：術後鎮静．ICUとCCU，22：241-246，1998

3) 行岡秀和：人工呼吸中の鎮静．ICUとCCU，24：583-590，2000

4) 行岡秀和：鎮静・鎮痛の問題点．救急・集中治療，13：1015-1024，2001

必読 5) 日本集中治療医学会J-PADガイドライン作成委員会：日本版・集中治療室における成人重症患者に対する痛み・不穏・せん妄管理のための臨床ガイドライン．日集中医誌，21：539-579，2014
   → 日本集中治療医学会J-PADガイドライン作成委員会が作成した，集中治療室における成人重症患者に対する痛み・不

静・せん妄管理のための臨床ガイドライン

6) Jacobi J, et al：Clinical practice guidelines for the sustained use of sedatives and analgesics in the critically ill adult. Crit Care Med, 30：119-141, 2002
    → 米国2013 PAD guidelinesのもとになったガイドライン

7) 妙中信之, 他：人工呼吸中の鎮静のためのガイドライン．人工呼吸, 24：146-167, 2007
    → わが国初の人工呼吸患者に対する鎮静ガイドライン

必読 8) 行岡秀和, 他：ICUにおける鎮痛・鎮静に関するアンケート調査. 日集中医誌, 19：99-106, 2012
    → 日本集中治療医学会専門医研修施設に対して行ったわが国初の鎮痛・鎮静の実状に関する詳細な調査

必読 9) Barr J, et al：Clinical practice guidelines for the management of pain, agitation, and delirium in adult patients in the intensive care unit. Crit Care Med, 41：263-306, 2013
    → 米国集中治療医学会が2013年に作成した痛み・不穏・せん妄管理のためのガイドラインであり, J-PADガイドラインのもとになっている

10) 行岡秀和：ICU鎮静の現状．臨床麻酔, 38（増）：411-421, 2014

11) Riker RR, et al：SEDCOM (Safety and Efficacy of Dexmedetomidine Compared With Midazolam) Study Group：Dexmedetomidine vs midazolam for sedation of critically ill patients：A randomized trial. JAMA, 301：489-499, 2009 ★★★
    → 浅鎮静において, デクスメデトミジンはミダゾラムに比べて人工呼吸期間が短く, せん妄の発症が少ない. 二重盲検化多国多施設研究

12) Jakob SM, et al：Dexmedetomidine vs midazolam or propofol for sedation during prolonged mechanical ventilation：two randomized controlled trials. JAMA, 307：1151-1160, 2012 ★★★
    → 二重盲検化多国多施設研究

13) 行岡秀和：不穏, 興奮管理．ICUとCCU, 37：741-748, 2013

14) Cammarano WB, et al：Acute withdrawal syndrome related to the administration of analgesic and sedative medications in adult intensive care unit patients. Crit Care Med, 26：676-684, 1998

15) Coomes TR, et al：Successful use of propofol in refractory delirium tremens. Ann Emerg Med, 30：825-828, 1997

16) Carrasco G, et al：Synergistic sedation with propofol and midazolam in intensive care patients after coronary artery bypass grafting. Crit Care Med, 26：844-851, 1998

8. 脳機能の客観的指標を，非昏睡，筋弛緩薬非投与患者の鎮静深度を評価するために使用すべきか？筋弛緩薬投与下ではどうか？

加藤正哉

Point

- 脳機能の客観的評価法には，脳波を解析して鎮静度を数値化したBISモニターが広く用いられている
- 痛みや不穏，せん妄の程度を脳神経機能として臨床的に評価しうる客観的評価法はない
- 鎮静深度の客観的評価は麻酔深度の評価と同様に可能だが，浅い鎮静状態の評価には適さない

はじめに

　鎮静深度を評価するツールとして，2013 PAD guidelinesではRASS（Richmond Agitation-Sedation Scale）やSAS（Sedation-Agitation Scale）などの主観的鎮静スケールが強く推奨されており（B），生理学的に脳機能を客観的に評価するAEPs（auditory evoked potential），BIS（bispectral index system）モニターなどは，成人ICU患者の基本的な評価ツールとしては不適切（−1B）とされている．しかし，筋弛緩薬投与などにより，ベッドサイドでの患者観察では適切な主観的評価項目が得られないような場合に，脳機能評価モニターも用いられる（＋2B）．

① 客観的脳機能モニター

　脳機能には，意識レベルを含めて臨床的な神経所見によって評価される局所神経機能と，認知・記憶・情動など大脳皮質全体の働きを反映する高次脳機能があるが，生理学的な手段により測定することができるのは前者に限られる．鎮静された状態を意識障害と捉えれば，関連する脳局在部位は両側大脳皮質（主に前頭葉）と，脳幹から間脳にかかる上行性

毛様体賦活系の2カ所であり，これらの部位を標的として，電気生理学的な活動や酸素代謝を連続的に記録することで意識障害の程度（鎮静深度）を推定することができる．

非侵襲的な電気生理学的計測は脳波である．脳波は覚醒の程度により，基礎波の周波数，振幅，分布，異常波の出現などに変化がみられるが，正常覚醒状態では後頭葉優位のα波を主成分とする基礎波に若干の速波，徐波が混じて記録されるのに対して，傾眠・昏睡に至る過程（鎮静過程）で基礎周波数がθ波，δ波と徐波化し，一方興奮や過敏状態に伴って早い周波数成分のβ波が増えてくる．しかし，脳波の判読には熟練が必要で，多チャンネルから連続記録された波形をリアルタイムに解析することは，臨床的ではないため，鎮静深度を直接反映するように波形を数学的に処理して解釈するさまざまな方法が使われている．

大脳皮質の脳組織中に含まれるヘモグロビンの酸素化率を測定することで，睡眠や鎮静に伴う同部位の酸素代謝の低下を捉え，鎮静深度の指標にしようとする試みがNIRS（near-infrared spectroscopy），NIRO（near-infrared oxygenation）である．運動や認知などのタスクに伴って生じる大脳皮質の局所血流変化を多チャンネル記録により空間的に捉えて二次元平面に表示するOT（optic topography）に対して，鎮静モニターには，左右の前頭葉大脳皮質にそれぞれ1組のプローブを設置する2ch記録が用いられている．

❷ BISモニター

BISモニターは米国Covidien社の製品で，シール型の簡便な電極を貼りやすい前頭部に設置することと，従来の脳波が電気的なアーチファクトのため記録が不安定であった欠点を，全波形をデジタル処理してアーチファクトを除去する技術により，全身麻酔の麻酔深度モニターとして広く用いられるようになった．

従来の脳波解析手法には，波形を周波数によって分類し，それぞれの周波数成分のpower（振幅の2乗）の分布をみるというスペクトル解析が主流であったが，BISでは波形解析の手段にフーリエ変換を用いることで，周波数と振幅に加えて位相の情報を加味した解析を可能にした．またBISモニターでは0から100の連続した数字が持続的に表示されるが，この数値はその時の瞬時の値ではない．解析は5秒間に得られた脳波データをまとめて解析することで数値を算出し，それを経時的に表示しているので，モニター画面に表示される値は5秒前の数値である．すなわち一定時間内に得られた脳波波形の周波数と振幅からそのpowerと同期性を捉えて，多数の観測をもとに確率統計的に算出した数字がBIS値である[1]．

1）BIS値と麻酔深度

BIS値は0から100で表されるが，その数値を算出するアルゴリズムは公開されていない．公表されている主な解析のステップは，アーチファクトを処理した波形から平坦脳波

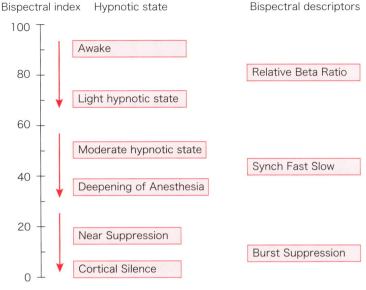

図1 ● BIS値と麻酔深度
BIS値はRelative Beta Ratio, Synchrony Fast Slow, Burst Suppression Ratioの3つのパラメーターを鎮静度に応じて使い分けて算出している
（文献1より引用）

を検出し，その他の波形を高速フーリエ解析するところからはじまる．深麻酔でBurst and Suppressionが出現する深度をBIS値30とし，完全な平坦脳波を0，平坦脳波の割合をBurst suppression ratio（BSR）として算出する（完全な平坦脳波ではBSR＝100となる）．次に，浅い麻酔状態で，β〜γ波が出現している状態を，relative beta ratio（BetaRatio）として，30〜47 Hz帯と11〜20 Hz帯の割合の対数値で算出する．BetaRatioはBIS値が60以上の範囲で鎮静の程度とよく相関するといわれている．通常覚醒状態では，身体の外部に対する認知や感受性に関連する速波成分（γ波：30 Hz以上）が，基礎波のα波，β波に混在しているが，麻酔（鎮静）導入により30〜47 Hz帯の脳波が減少し11〜20 Hz帯の成分が増加する．BetaRatioはγ波の消失とα波の増加を反映する指標と捉えることもできる．BIS値60から30の間は，relative synchrony of fast and slow wave（SynchFastSlow）と呼ばれる40〜47 Hzと0.5〜47 Hz帯の比率から求めた脳波の徐波化の程度を評価して得られた値である（図1）．

2）BIS値で鎮静深度を評価できるか？

　手術麻酔中の鎮静状態を客観的に評価する神経モニタリングとして広まったBISだが，集中治療領域における鎮静の評価法としての報告も大規模ではないものの報告されている．持続静脈麻酔薬投与下に人工呼吸管理中の内科ICU患者19例を対象に，SASを用いて80回の鎮静評価を行った際に，同時記録されていたBIS値を調べた研究では，SASスコアと

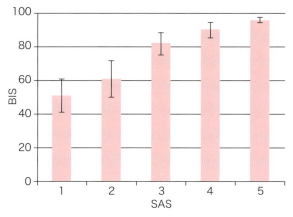

図2● SASスコアごとのBIS値
静脈麻酔薬投与下に人工呼吸管理中患者19例の各SASスコア状態において同時に記録されたBIS値の平均をm±SDで表す
（文献2を参考に作成）

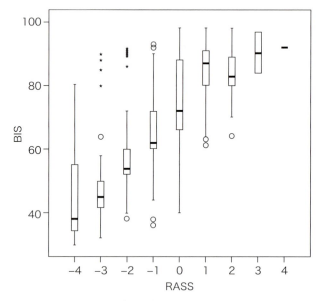

図3● 各RASSとBIS値の関係
各RASS状態の症例で記録されたBIS値をボックスで表し，内の横線が中央値で，その上部分が75パーセンタイル，下部分が25パーセンタイルを示す．ボックス上下に延びた実線がBIS値の分布範囲で上端が最高値，下端が最低値である．この分布図から統計的には強い有意性をもって（$p<0.001$），BIS値とRASSに正の相関が認められている
（文献3より引用）

BIS値の間に有意な相関がみられており（図2）[2]，同じようにRASSとBIS値を比較した研究でも両者の間には強い相関があると報告されている（図3）[3]．しかし，その後の報告には，ロラゼパム持続投与下に術後ICUで人工呼吸管理を受けている16例を対象に，気管吸引による刺激に対する反応をSASで表した値と，BIS値の相関を調べたところ，

SAS＝2の症例でBIS値は約30～80，SAS＝3で40～100と広い範囲に分布しており，BIS値をもって鎮静深度を評価することは困難と結論づけたものもある[4]．

　これらの報告は，症例数が少ないために十分なエビデンス形成に至らないことに加え，SAS＝1ないし2の比較的深鎮静症例が多数含まれているため，2013 PAD guidelinesで推奨される浅い鎮静状態を客観的に評価しうるか否か，の問いに対する参考とするには難がある．BIS値算出のアルゴリズムには，脳波のなかでも苛立ちや焦燥感，軽度の傾眠等を反映するβ，γ帯域の信号が重みをもって用いられていることより，BIS値80以上の領域でSAS＝4，5の状態を鑑別できるかが，今後の課題である．しかし，覚醒状態の意識を維持するための神経活動は，大脳皮質ばかりでなく間脳から皮質下に至るネットワーク活動も関連しており，皮質電位を測定する脳波を基準にする限り，意識状態（覚醒・鎮静レベル）を客観的に捉えるには限界があるとの考えもある．

❸ その他の電気生理学的客観的脳機能モニター

　BISと同様に，前頭部皮質脳波の速波成分を解析して麻酔深度をモニターする方法にE-Entropy（GE Healthcare社，米国）やNarcotrend™（MonitorTechnik社，独）が市販されている．これらには，脳波と同時に記録した筋電図の周波数解析を併用するなど，新しい工夫が加えられているものもあるが，いずれの製品も集中治療領域における鎮静や意識評価に関する有効性は今のところ報告されていない．

　通常の脳波やBISモニターは，安静状態の自発的な大脳皮質活動電位をもとにしているのに対して，聴覚刺激に対する脳幹から側頭葉に至る聴覚伝導路に誘発される神経活動を加算して解析するAEPsもまた，麻酔深度モニターとして古くから臨床に用いられている．クリック音刺激に対するAEPsは，鎮静が深くなるにつれ誘発波形の振幅が小さくなり潜時が延長するが，その変化は深昏睡状態でより明らかとなることより，やはり主観的観察項目に基づく評価のような，浅い鎮静状態での使用は推奨されない．

❹ 近赤外線脳酸素モニター

　麻酔薬，鎮静薬投与により大脳皮質神経細胞の活動が低下すると，脳酸素代謝量が減少するため，脳への酸素供給量が保たれていれば，脳組織内の酸素飽和度は相対的に変化する．波長が700～1,100 nmの近赤外線（Near-infrared：NIR）は頭蓋骨の透過性が高く，血中のヘモグロビン量とその状態により吸光度が異なるという特性がある．その物理的特性を利用して，発光装置と受光測定センサーを対にして前頭部に設置すれば，装置間の脳組織中酸素飽和度を連続的に非侵襲的に測定することができる．発光装置から照射さ

れた光が透過できる細い血管は組織内の毛細血管レベルなので，その中に存在するヘモグロビンは酸化ヘモグロビン（O_2Hb）25％，脱酸素化ヘモグロビン（HHb）75％が混合した状態である．そこにO_2HbとHHbの吸光度が同じである波長810 nmの光と，吸光度に差のある730 nm波長の2種類のNIRを当て，それぞれの吸光変化を解析することで，組織中に含まれる総ヘモグロビン量（BVI：blood volume index，nTHI：total hemoglobin index）や，O_2Hbの割合を相対的に算出した数値（rSO_2：regional saturation of oxygen，TOI：total oxyhemoglobin index）が表示され，その値をトレンドモニターすることで波形表示される．

全身麻酔中のモニターとして用いられる場合，循環動態の変化や脳局所の血流障害を早期に反映することでその有効性が報告されているが[5]，脳波やBISモニターと同じように麻酔深度により個々のパラメーターが変化するので，臨床例の報告が蓄積されれば，今後脳酸素代謝量を指標とする鎮静モニターとしての活用も可能と思われる．ただし脳酸素代謝量は鎮静深度以外に体温により変化し，また脳酸素供給量とバランスを保っているので，血液中のヘモグロビン量，酸素飽和度，脳血流量が定常状態であることが，鎮静深度を評価するための条件となる．さらに脳血流量は血圧，動脈血CO_2分圧，心拍出量，頭蓋内圧により変化することを理解したうえで，O_2Hbの割合の変化を読み解かなければならない．

❺ まとめ

主に術中の麻酔深度を評価する目的で広まってきた鎮静の客観的指標は，浅い鎮静と深い鎮静の鑑別には役立つが，2013 PAD guidelinesで推奨される浅い鎮静を維持する目的には有効性が明らかではない．一方，open abdomenの状態や呼吸管理上筋弛緩薬の投与が必要な患者管理では，主観的評価が困難であることもあり，深鎮静の程度をBISモニターにて推測することは可能である．脳波に基づく電気生理学的観察以外の客観的脳機能モニターでは鎮静深度を評価することは難しい．

文献

1) Dahaba AA：Different conditions that could result in the bispectral index indicating an incorrect hypnotic state. Anesth Analg, 101：765-773, 2005
2) Wit M & Epstein SK：Administration of sedatives and level of sedation：Comparative evaluation via the Sedation-Agitation Scale and Bispectral index. Am J Crit Care, 12：343-348, 2003
3) Karamchandani K, et al：Bispectral index correlates well with Richmond agitation sedation scale in mechanically ventilated critically ill patients. J Anesth, 24：394-398, 2010
4) LeBlanc JM, et al：Bispectral index values, Sedation-Agitation Scores, and plasma Lorazepam concentration is critically ill surgical patients. Am J Crit Care, 21：99-105, 2012
5) Ghosh A, et al：Cerebral Near-infrared spectroscopy in adults：A work in progress. Anesth Analg, 115：1373-1383, 2012

第3章

せん妄対策
～実際どうする？

第3章 せん妄対策～実際どうする？

1. 重症患者に発症するICUせん妄は一般病棟で発症するせん妄と同じか？

岸　泰宏

Point
- ICUせん妄は，低活動型せん妄が多く，過活動型せん妄は少ない
- ICUせん妄は，一般病棟でみられるせん妄と比べて直接原因が影響する比重が高いため，背景因子や誘発因子の影響は少ない可能性がある
- 一般病棟でのせん妄マネジメントで最もエビデンスの高いものは非薬物によるせん妄予防であるが，ICUにおいては確立していない

はじめに

せん妄は急性に出現する，意識・注意・知覚の障害であり，症状は変動性であることが特徴である．ICUにおけるせん妄は，高頻度で認められ，術後ICU管理が必要な老齢症例の80％がせん妄に至るとの報告もある[1]．

1 せん妄の病態

せん妄は意識，注意，知覚の障害が急性に発症し，症状は日内変動を伴う症候群である．せん妄は，図に示すように，**直接原因**，**背景因子**，**誘発因子**が絡み合って発症する．環境といった"ストレス"は誘発因子に含まれ，"ストレス"だけではせん妄は発症しない．せん妄予防のための非薬物的プロトコルはこの誘発因子をターゲットにした介入である[2] [LRCT]（第3章-7参照）．背景因子の代表的なものとして，加齢と認知症が挙げられる．認知症症例は，せん妄に対して脆弱性がある．せん妄と認知症の併存は，22％から89％と高率であり，とくに入院症例では高率で50％以上が合併している[3]．臨床現場では，症状がオーバーラップしているためにせん妄の発見が困難となることが多い．

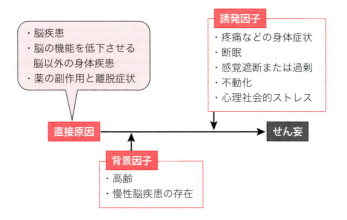

図 ● せん妄の発症

　せん妄のメカニズムや病因としてさまざまなセオリーが挙げられている．神経炎症セオリー，酸化ストレスセオリー，睡眠・メラトニン異常調節セオリー，神経内分泌異常セオリーなど，さまざまなセオリーが提唱されている．それぞれ1つのセオリーではせん妄の病因を説明するには無理があり，相互に絡み合っているものと考えられている．最終的には，神経伝達物質の合成，機能，利用能などの変化が生じ，行動・認知機能障害が生じる．しかし，1つのカスケードや1つの神経伝達物質でせん妄の病因・発症は説明できず，このことがせん妄予防や治療を困難にしている．

❷ せん妄の臨床像

症例　55歳男性．統合失調症にて通院中．心筋梗塞を発症し，救急搬送された．バイパス術を受け，術後はICUにての管理となった．ICUにて2日が経過したが，抜管後も会話はほとんどなく，日中も天井をみつめている．夜間も眠らず，また，ときどき何かが見えるような仕草をする．見当識はついている時もあれば，ついていない時もある．

　せん妄は意識の障害であるが（これと対比して，認知症は記憶の障害とされる），コアな3症状は，**注意の障害，サーカディアン・リズム障害（睡眠障害）ならびに思路の障害**である[4, 5]．せん妄は見逃されやすいとされているが，特に見逃されやすい症例は精神疾患罹患歴のある場合である[6]．上記に挙げた統合失調症症例などは，最もせん妄が見逃されやすい．臨床現場で経験的にいわれていることは，統合失調症などの精神科疾患による幻覚は"幻聴"であり，"幻視や幻触"がみられる場合には"器質性（せん妄を含む）"を疑い，身体因子（直接原因）を検索する必要がある．くり返しになるが，せん妄発症には

表1 ● せん妄のサブタイプ

過活動型せん妄
24時間以内に下記2項目以上の症状（せん妄発症前より認める症状ではない）が認められた場合 ● 運動活動性の量的増加 ● 活動性の制御喪失 ● 不穏 ● 徘徊
低活動型せん妄
24時間以内に下記2項目以上の症状（せん妄発症前より認める症状ではない）が認められた場合 活動量の低下または行動速度の低下は必須 ● 活動量の低下 ● 行動速度の低下 ● 状況認識の低下 ● 会話量の低下 ● 会話速度の低下 ● 無気力 ● 覚醒の低下/引きこもり
混合型
24時間以内に，過活動型ならびに低活動型両方の症状が認められた場合

文献7より引用

直接原因が存在しているため，何らかの身体的異常の警告でもある．一般的には，精神疾患はせん妄の危険因子とはならない．

　もう1つ見逃されやすい要因として，せん妄のタイプが関係している．せん妄は大きく3つに分類することができる．表1に示すように[7]，過活動型，低活動型ならびに混合型に分類される．低活動型せん妄は，"不穏"がないため見逃されやすい．低活動型せん妄は，うつ状態やアパシーなどと誤診され，的確に診断されることは少ない．また，不穏がないため看護などでも手がかからず，経過観察（放置）されることが多い点も指摘されている．

❸ 認知症との鑑別

　教科書的には，表2に示すような鑑別となるが，実際の臨床現場では鑑別困難である．とくに，認知症による周辺症状（拒絶的だったり，攻撃的な行動など）との鑑別は難しい．認知症はゆるやかな発症とあるが，認知症の場合でも脳血管性認知症，プリオン病，レビー小体型認知症などは急性発症がみられる．せん妄は症状の変動性が特徴とされ，認知症は症状がゆっくり進行性とされているが，アルツハイマー型認知症でよくみられる日没

表2 ● せん妄と認知症の鑑別

せん妄	認知症
急性の発症	ゆるやかな発症
意識を障害	記憶を障害
症状・重症度は変動性	ゆっくり進行性
可逆性	非可逆性

症候群（夕暮れから日没時に落ち着きがなくなる）やレビー小体型認知症などでは，症状の変動性が認められる．さらに，せん妄は可逆性とされてきたが，最近の知見ではいったんせん妄が生じると身体予後の悪化・日常生活活動度の低下・認知症発症の危険性増加がみられることがわかっている[8]（第3章-2参照）．これは，せん妄が改善したとしても危険性は持続する．認知症とせん妄の鑑別研究では，視空間機能検査（クロック・ドローイング・テストなど）ではなく，視覚的注意機能検査（Wechsler Memory Scaleにある視覚性記憶範囲テストなど）が鑑別に有用（認知症では障害程度は低く，せん妄でより障害される）とされているが[9]，臨床現場ではなかなか利用できない．

❹ 一般病棟でみられるせん妄とICUせん妄は違いはあるのか？

1）せん妄の臨床症状の差

せん妄の臨床症状からみると，**ICUせん妄の特徴は"低活動型せん妄"が多い**ことである．ICUにおける225症例の調査では，過活動型せん妄が1.6％，低活動型せん妄が43.4％，混合型せん妄が57.4％と，せん妄の一般的なイメージである"不穏"が少ないことが指摘されている[10]．とくに，高齢者（65歳以上）では若年者と比較して3倍低活動型せん妄が多い．その他の報告でも，ICUでは90％以上が低活動型せん妄であったとされている[11]．身体的重症例の場合には，過活動型せん妄より，低活動型せん妄が多いことは以前より指摘されており[12]，ICUせん妄の特徴といえるかもしれない．また，低活動型せん妄は，せん妄の持続時間が長いことも指摘されている．認知症症例に低活動型せん妄が合併した場合には，死亡率が高くなる（非認知症症例では，せん妄サブタイプよりも，せん妄重症度が死亡率と相関している）[13]．

治療においては，低活動型せん妄であっても，過活動型同様に抗精神病薬に反応することもわかっている[14]（せん妄治療に関して薬物療法は高いエビデンスはないが…）．

2) ICUでみられる2つのせん妄

　ICUせん妄の特徴として"直接原因"の比重が高いが，直接原因は大きく2つに分けられる．1つは**"身体因性"**であり，もう1つは**"薬剤性"**である．一般病棟においても"薬剤性"のせん妄は認められるが，ICUにおいては"薬剤性"のせん妄の存在は避けることが困難である．呼吸管理などの身体管理においてミダゾラム，プロポフォール，フェンタニルなどが使用されることが多い．これらが原因薬剤となりせん妄を発症している症例も多い．鎮静薬によるICUせん妄は通常のせん妄とは異なるのではないか？といった報告がある．Patelら[11]の報告では，鎮静薬によるICUせん妄（鎮静薬中止後にすぐに回復するせん妄）は約14％であり，このせん妄は他のICUせん妄とは異なり予後に与える影響は少ないとしている[11]．鎮静薬によるICUせん妄は，在院日数，自宅退院率，1年後の死亡率は非せん妄症例と同等であったと報告している[11]．それ以外のICUせん妄は，これまでのさまざまな研究による報告と同じく，各種予後は悪化している[11]．ICUでは，身体因性なのか薬剤性なのかの判断が非常に困難であり，一般病棟以上にせん妄管理で困難が予想される．鎮静薬によるICUせん妄に関しては，今後の研究が待たれるが，"治療"に関して大きな問題が生じる．一定の割合で（予後のよい）鎮静薬によるせん妄が存在しており，せん妄治療として無益な抗精神病薬が投与される危険性・可能性を考える必要がある．高いエビデンスはないが，現実的にはせん妄治療に抗精神病薬が使用されることが多い（ICUではハロペリドール使用が多い）[15]．米国食品医薬品局は2008年に"認知症症例（せん妄のリスクが高い）に対しての定型抗精神病薬（ハロペリドールやクロルプロマジンなど）ならびに非定型抗精神病薬（リスペリドン，オランザピン，クエチアピンなど）の使用は死亡率の増加と関連している"と警告を出している[16]．とくに，心血管系による死亡リスクが高まることが報告されている[17]．さらには，ハロペリドールを血管内投与すると，2時間以内に可逆性ではあるが神経学的副作用と関連の深い線条体の萎縮がみられることも報告されている[18]．鎮静薬によるICUせん妄の対応に関して，鑑別・治療などの今後の研究が待たれる．

3) ICUでは加齢はせん妄発症のリスクファクターか？

　一般病棟におけるせん妄では，"加齢"が危険因子（強い背景因子）となっている．しかし，ICUにおいては一定した見解がない．加齢はICUせん妄の危険因子であるという報告もあれば[15, 19]，危険因子でないという報告もある[20, 21]．おそらく，ICUせん妄においてはせん妄発症に"直接原因"の比重が大きいため，調査施設により背景因子（年齢）の影響度が異なるものと推察される．ただし，老齢者のみの検討では（65歳以上），年齢1歳ごとに2％のせん妄発症率の増加がみられるとされており，老齢者に限れば加齢は危険因子になりうるものと推察される[15]．

❺ 予防

　せん妄のマネジメントにおいて，最も高いエビデンスをもっているのはせん妄予防である．予防において，薬物による予防と非薬物による予防があるが，残念ながら薬物による予防は悲観的な報告が多い（第3章-5参照）．一般病棟においては，非薬物による予防によりせん妄発症率が減少することが示されている[2]．これは，誘発因子に焦点を当ててせん妄を予防することを意図している．ICUにおいての研究はないが，直接原因の比重が高いICUせん妄においては非薬物による予防は無効（あるいは限定的な効果）ではないかと推察される．

❻ おわりに

　ICUせん妄に関して，早期発見・早期治療の有効性を示すデータはない（一般病棟においても同様だが…）．また，治療に関しても，高いエビデンスをもった薬物療法はない．ICUせん妄は，評価尺度を用いなければ発見は困難とされているが，"何のために発見?"といった疑問も生じる．米国での237のICUでの調査では（Cai J, et al：presented at the 60th Annual Meeting of Academy of Psychosomatic Medicine, 2013），26％の施設が信頼性の高いせん妄評価尺度を使用している（CAM-ICU, ICDSC, DDS-Proなど）．使用していた施設ではスタッフへのせん妄教育・非薬物療法的なマネジメントが適切に行われており，睡眠覚醒リズムの促進，早期からのリハビリテーションなどがより行われていると報告されている（当然，せん妄予後に関する比較調査は不可能）．現在できうる対策（せん妄の発見，非薬物療法的マネジメント，直接原因としての薬剤の再評価など）を行うことが現段階では大切であり，今後のup to dateなICUせん妄の知見をマネジメントに取り入れていくのが重要と思われる．

文献

1) Fricchione GL, et al：Postoperative delirium. Am J Psychiatry, 165：803-812, 2008
   → 術後せん妄のレビュー．よくまとまっている

必読 2) Inouye SK, et al：A multicomponent intervention to prevent delirium in hospitalized older patients. N Engl J Med, 340：669-676, 1999 ★★★
   → Quasi RCTだが，非薬物療法によるせん妄予防に関する画期的な研究．老齢症例に非薬物的な予防介入を行うことで40％せん妄発症を予防

3) Fick DM, et al：Delirium superimposed on dementia：a systematic review. J Am Geriatr Soc, 50：1723-1732, 2002
   → 認知症とせん妄合併に関するレビュー

4) Franco JG, et al：Factor analysis of the Colombian translation of the Delirium Rating Scale (DRS), Revised-98. Psychosomatics, 50：255-262, 2009
   → 120せん妄症例の症状のファクターアナリシス．せん妄の中心症状を検討

5) Meagher DJ, et al：Phenomenology of delirium. Assessment of 100 adult cases using standardised measures. Br J Psychiatry, 190：135-141, 2007

6) Kishi Y, et al：Delirium：patient characteristics that predict a missed diagnosis at psychiatric consultation. Gen Hosp Psychiatry, 29：442-445, 2007
→ 一般医によるせん妄誤診症例の検討．精神科罹患歴が強いファクター

7) Meagher D, et al：A new data-based motor subtype schema for delirium. J Neuropsychiatry Clin Neurosci, 20：185-193, 2008
→ せん妄100症例をファクターアナリシスを行うことで，3つのサブタイプに分類

必読 8) Witlox J, et al：Delirium in elderly patients and the risk of postdischarge mortality, institutionalization, and dementia：a meta-analysis. JAMA, 304：443-451, 2010
→ せん妄の予後についてのメタアナリシス．いったんせん妄が発症すると，長期にわたり死亡率，認知症発症などの予後が悪化することが示されている

9) Meagher DJ, et al：A comparison of neuropsychiatric and cognitive profiles in delirium, dementia, comorbid delirium-dementia and cognitively intact controls. J Neurol Neurosurg Psychiatry, 81：876-881, 2010
→ 認知症に伴うせん妄と伴わないせん妄との症状比較研究

10) Peterson JF, et al：Delirium and its motoric subtypes：a study of 614 critically ill patients. J Am Geriatr Soc, 54：479-484, 2006 ★
→ 614のICU症例のせん妄サブタイプについての検討．混合型が最も多く，過活動型は少ない

11) Patel SB, et al：Rapidly reversible, sedation-related delirium versus persistent delirium in the intensive care unit. Am J Respir Crit Care Med, 189：658-665, 2014
→ ICUせん妄の予後についての検討．鎮静薬によるICUせん妄の予後は悪くないことを示す．ただし，症例数が少なく，リミテーションも多いため今後の検討が必要

12) Han JH, et al：Delirium in older emergency department patients：recognition, risk factors, and psychomotor subtypes. Acad Emerg Med, 16：193-200, 2009

13) Yang FM, et al：Phenomenological subtypes of delirium in older persons：patterns, prevalence, and prognosis. Psychosomatics, 50：248-254, 2009 ★
→ 441の老齢せん妄症例の検討．認知症に合併した低活動型せん妄は，死亡率が高い．HR=3.98．認知症のないせん妄では，せん妄重症度が高い症例で死亡率が高い

14) Boettger S, et al：Aripiprazole and haloperidol in the treatment of delirium. Aust N Z J Psychiatry, 45：477-482, 2011 ★★
→ 21症例のハロペリドールならびに21症例のaripiprazoleにてせん妄治療の比較試験．両剤とも過活動型，低活動型せん妄の改善に寄与していた．ハロペリドール群でより副作用出現がみられた

15) Pandharipande P, et al：Lorazepam is an independent risk factor for transitioning to delirium in intensive care unit patients. Anesthesiology, 104：21-26, 2006 ★
→ 198症例の人工呼吸器装着ICU症例のコホート研究．ロラゼパムはせん妄発症の独立危険因子（OR 1.2）．一方で，フェンタニル，モルヒネ，プロポフォールは統計的には有意ではなかった．年齢，APACHEスコアはせん妄発症の独立危険因子であった

16) FDA alert. Conventional Antipsychotics - Healthcare Professional Sheet text version. 2008; http://www.fda.gov/Drugs/DrugSafety/PostmarketDrugSafetyInformationforPatientsandProviders/ucm124830.htm

17) Setoguchi S, et al：Potential causes of higher mortality in elderly users of conventional and atypical antipsychotic medications. J Am Geriatr Soc, 56：1644-1650, 2008 ★
→ 大規模コホート研究による老齢患者に対する抗精神病薬の危険性の検討．定型抗精神病薬ならびに非定型抗精神病薬ともに死亡率の増加に関連している

18) Tost H, et al：Acute D_2 receptor blockade induces rapid, reversible remodeling in human cortical-striatal circuits. Nat Neurosci, 13：920-922, 2010

19) Pandharipande PP, et al：Plasma tryptophan and tyrosine levels are independent risk factors for delirium in critically ill patients. Intensive Care Med, 35：1886-1892, 2009
→ ICU103症例のコホート研究

20) Ouimet S, et al：Incidence, risk factors and consequences of ICU delirium. Intensive Care Med, 33：66-73, 2007 ★
→ ICU764症例のコホート

21) Ely EW, et al：Delirium as a predictor of mortality in mechanically ventilated patients in the intensive care unit. JAMA, 291：1753-1762, 2004 ★
→ ICU275症例のコホート

第3章 せん妄対策〜実際どうする？

2. 成人ICU患者のせん妄発症は，予後にどう影響するか？また，せん妄評価をルーチン化することで患者予後は改善できるのか？

古賀雄二

Point
- せん妄研究には罹患率と有病率を混同した報告がある
- ICUせん妄は生命予後とQOLを悪化させ，医療経済への影響も大きい
- せん妄はルーチン評価が必要であり，SSDの検出も重要である

はじめに

本稿では，主としてせん妄発症が患者予後に及ぼす短期・長期的影響と，せん妄評価のルーチン化によって期待できる効果などについて，認知機能障害，PTSDなども含めた解説を行う．また，せん妄疫学上の課題についても解説する．

1 せん妄の疫学上の課題

せん妄は，一般病棟やICUを含めた周術期，救急部門などの多くの場面で認められる脳の急性機能障害である．そして，ICUへの入室形態はさまざまであるため，ICU関連部門のせん妄の疫学の特徴について把握することが重要である．Vasilevskisらは，これらの場面におけるせん妄疫学の文献レビューを行い，先行文献にさまざまな問題点があることを指摘している[1]．一般病棟では，高齢患者の約11〜25％は入院時にせん妄であり（prevalent delirium：せん妄有病率）[2〜7]，せん妄を有さずに入院した高齢患者の約29〜31％は入院期間中にせん妄（incident delirium：せん妄罹患率）[5, 8]を発症するが，この prevalent delirium と incident delirium の違いを必ずしも考慮していない先行研究が多いことを指摘した．また，救急部門や周術期における多くのせん妄研究の問題点として，prevalent delirium と incident delirium の考慮不足や，適切なせん妄モニタリング体制の

不整備とせん妄診断基準が不明確であることなどを挙げ，これらがせん妄発生率をはじめとしたさまざまな調査項目において，報告間の差が大きい理由であることを指摘した[1]．このように，ICUせん妄を含めたせん妄疫学研究には課題があることを把握しておく必要がある．

❷ 成人ICU患者のせん妄発症は，予後にどう影響するか？

せん妄は脳の急性機能障害であり，多くのリスクファクター（表）が関与する症候群である．Smithらは，ICUせん妄のリスクファクターを宿主因子，重症疾患因子，医原性因子に分類して説明した[9]．そのなかでも，重症疾患因子として分類される項目は，ICUの治療対象そのものであり，短期的予後はその重症度や治療効果による影響を受ける[9]．J-PADガイドラインでは，成人ICU患者のせん妄に関連した臨床的アウトカムとして，①せん妄はICU患者の予後を増悪させる（A），②せん妄はICU入室期間や入院期間を延長さ

表 せん妄のリスクファクター

	増悪因子	
宿主因子	重症疾患因子	医原性因子
● アポリポ蛋白E4多型 ● 認知障害 ● 抑うつ ● てんかん ● 脳卒中既往 ● 視力障害/聴力障害	● アシドーシス ● 貧血 ● 中枢神経異常 ● 電解質異常 ● 内分泌異常 ● 発熱 ● 肝機能異常 ● 疾患スコアの上昇・悪化 ● 脱水 ● 低血圧 ● 低体温 ● 低酸素血症/低酸素症 ● 頭蓋内出血 ● 感染/敗血症 ● 栄養障害 ● 代謝異常 ● 心筋障害 ● 中毒 ● 呼吸不全 ● ショック ● 外傷	● 社会的かかわりの不足 ● 過剰な看護ケア ● 治療的安静 ● 投薬 ● 過剰鎮静 ● 不適切な鎮痛管理 ● 睡眠障害 ● 血管カテーテル類留置

文献9より引用

せる（A），③せん妄はICU退室後も続く認知機能障害に関連する（B）ことを示した[10, 11]．

ICUせん妄の有病率に関しては，ICUコホート研究において20〜30％と低く報告されたり[12, 13]，70〜80％以上と高く報告されたり[14〜17]とさまざまである．Incident deliriumは，22〜83％[5, 18]と幅広い報告がされている．この報告間の差は，前述したように患者特性，せん妄測定ツール，測定期間の設定などに影響を受けている．また，せん妄運動亜型分類別の発生率では，CAM-ICU（the Confusion Assessment Method for the Intensive Care Unit）[18]を用いて100人のICU入室患者（外科患者46名，外傷患者54名）のせん妄評価を行った結果，全体のせん妄発症率は70％（それぞれ73％，67％），低活動型せん妄（64％，60％），混合型せん妄（9％，6％），過活動型せん妄（0％，1％）とする報告[19]があるが，純粋な過活動型せん妄は少なく，混合型せん妄や低活動型せん妄を多く認める傾向にある[20]．わが国では日本語版CAM-ICUトレーニングマニュアル開発者の施設（高度救命救急センターICU）において入室患者の20％，人工呼吸患者の76％にせん妄を発症したという報告[21]がある．

1）せん妄発症と死亡率

せん妄は，錯乱によるカテーテルやチューブ類の計画外抜去，傾眠や不活発による看護援助への参加拒否，さらには離床の遅れなどを示し，治療の継続や回復を妨げる要因となり短期予後に影響するだけでなく，ICU入室中，入院中，1カ月後，6カ月後，12カ月後などさまざまな時点において，死亡率との有意な関連が示されている[12, 22〜26][22：LRCT]．また，せん妄の重症度とともに入院期間が長期化して死亡率が増加したり，せん妄の持続日数が長期予後の悪化因子になることが明らかになっており，ICU退室後の社会復帰・QOLにも悪影響を及ぼしている[24, 27, 28]．60歳以上の高齢患者のせん妄日数と死亡率の関連調査では，せん妄日数（中央値）は3日であったが患者の50％が追跡中に死亡し，ICUせん妄日数が1年死亡率に有意に関連していた[23]．そして，せん妄の持続期間の延長は死亡のリスクを高め，1日あたりせん妄が持続すると死亡率が10％上昇するという報告もある[22, 23]．

2）せん妄発症と認知機能障害

ICUせん妄日数（中央値2日）と人工呼吸管理患者の予後を調査した研究では，ICU退室後3カ月目に79％，12カ月後に71％の患者に認知障害を認め，せん妄持続日数が認知機能障害の独立した予測因子であった[29]．せん妄と認知機能障害との関連については，退院後3カ月，12カ月，ICU退室後18カ月においてせん妄を発症した患者に認知機能の有意な低下がみられ[29〜31]，せん妄の持続期間が長いほど退院後3カ月と12カ月の認知機能は低かったという報告がある[29, 30]．さらに，せん妄とICU入室期間または入院期間の延長についても，多くの研究で有意な関連が報告されている[12, 22, 24〜26, 28, 32, 33][22：LRCT]．一方，

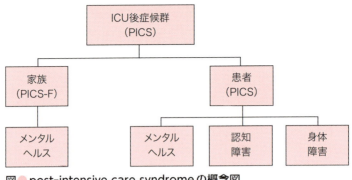

図 post-intensive care syndrome の概念図
文献37, 38より引用

心臓術後患者を対象とした最近の研究では，術後6カ月に術前のMMSE（Mini-Mental State Examination）のレベルまで戻らなかった患者の割合は，せん妄を発症した患者の方が有意に高いが，術後12カ月では，有意差はなかったという報告もある[34]．

3）PICSの概念

ICU患者の精神状態に関する報告が増えつつあるが，ICU退室後の患者にPTSD/PTSSが認められるとの報告がある[35]．しかし，PTSDとICU入室中のせん妄発症の有無に有意な関連があったという報告は見当たらない[36]．近年，「重症疾患後，時には急性期入院を過ぎても継続する身体機能，認知機能，メンタルヘルスの新たな，または増悪する障害」をpost-intensive care syndrome（PICS：ICU後症候群）として捉え，重症患者（メンタルヘルス，認知障害，身体障害）およびその家族（メンタルヘルス）の長期予後の改善を図ることを目的とした概念が形成され（図）[37, 38]，今後PICSに関する報告が増加することが予想される．このように，ICUせん妄は患者の短期的予後だけではなく，長期的予後にも影響を与える独立した予後不良因子であり，継続的なモニタリングの必要がある．

4）せん妄と医療経済

米国における調査では，ICUせん妄を発症することで入院期間全体の医療費が約2倍に増加するとの報告がある[17, 39]など，医療経済的側面に対する影響も大きい．しかし，日本におけるICUせん妄と医療費の関係に関する報告は見当たらなかった．

❸ せん妄評価をルーチン化することで患者予後は改善できるのか？

J-PADガイドラインにおいて，成人ICU患者のルーチンのせん妄モニタリングが推奨

（＋1B）されている．前述のようにICUにおけるせん妄には，多くのリスクファクターが関与しており，患者の臨床的アウトカムに関する影響が多く報告されており，内科系・外科系を問わずせん妄モニタリングの必要性を否定する論文は見当たらない．せん妄は精神状態の変動性を有するため，臨床において過小診断されることが多い[40, 41]．せん妄スクリーニングツールを使用しない場合，せん妄患者のICU入室期間の約75％でせん妄は見逃され，特に低活動型せん妄に多い[42]．しかし，前述のようにprevalent deliriumとincident deliriumを区別する必要性がある．Hanらは，救急部門や一般病棟で使用可能なbCAMを開発し，良好な妥当性と信頼性を証明した[43]．bCAMはCAMとCAM-ICUをもとに作成されており[43]，これらが連動してせん妄モニタリングを行うことでせん妄疫学調査におけるせん妄測定ツールの問題が解決される可能性があると考える．こうしたせん妄もモニタリング体制が構築されることで，急性脳機能障害が生じていることが早期に発見され，せん妄リスクファクターに対する治療が早期に開始されること，さらには，予防的介入が促進されることが期待される．包括的患者管理指針であるABCDEバンドルはせん妄のルーチンモニタリングとせん妄管理を組み込んでいるが，せん妄低減だけでなく早期離床の拡大，人工呼吸期間の短縮を認め，事故抜管は増加しなかった[44] [LRCT]．

「症候群に至らないせん妄（subsyndromal delirium：SSD）」[45]に関する報告が近年増えている．SSDはDSM-5（2013年）[46]にはじめてせん妄用語として記載され，それ以前はDSM-Ⅳ-TR[47]にも記載されていない用語であり明確な基準はなかった．集中治療領域においては「SSDは，患者がDSM-Ⅳ-TRのせん妄診断基準をすべては満たさないが，基準を1つ以上満たす状態と定義される」[48]などの解釈により研究が行われてきた経緯と限界がある．その中で，Ouimetらは，SSD群は非せん妄群よりもICU入室期間が長く，在院日数がせん妄患者と同程度であったと報告している[25]．SSDは，患者の生存率とICU入室期間などの転帰についても，せん妄と非せん妄患者の中間に位置[25]しており，せん妄と非せん妄を区別するだけでなく，SSDの判別は重要である．SSDは，CAM-ICUでは判別できない[18]が，ICDSC（Intensive Care Delirium Screening Checklist）で判別可能とされており[13]，ICU入室中からのモニタリングの必要性がある．

❹ おわりに

これまで，ICUせん妄が予後の悪化につながるという流れで説明してきた．しかし，せん妄はICU入室期間を延長するが患者の死にはつながらない[49]，と逆の結果を示す最新の報告もある．せん妄は急性脳機能障害であり，背景となるリスクファクターが多様な症候群である．そのため，一口に「せん妄」と表現されても，患者ごとに全く病態が異なっている可能性がある．ICU-acquired delirium（ICUせん妄）をdrug-induced, disease-induced, iatrogenicなどのさまざまな視点で分類し，さらなる調査を行う必要がある．

文献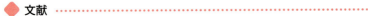

1) Vasilevskis EE, et al：Epidemiology and risk factors for delirium across hospital setting. Best Pract Res Clin Anaesthesiol, 26：277-287, 2012
2) Levkoff SE, et al：Delirium. The occurrence and persistence of symptoms among elderly hospitalized patients. Arch Intern Med, 152：334-340, 1992 ★
3) Francis J, et al：A prospective study of delirium in hospitalized elderly. JAMA, 263：1097-1101, 1990 ★
4) Pompei P, et al：Detecting delirium among hospitalized older patients. Arch Intern Med, 155：301-307, 1995 ★
5) O'Keeffe S & Lavan J：The prognostic significance of delirium in older hospital patients. J Am Geriatr Soc, 45：174-178, 1997 ★
6) Inouye SK, et al：Does delirium contribute to poor hospital outcomes? A three-site epidemiologic study. J Gen Intern Med, 13：234-242, 1998 ★
7) Pitkala KH, et al：Prognostic significance of delirium in frail older people. Dement Geriatr Cogn Disord, 19：158-163, 2005 ★
8) Levkoff S, et al：Epidemiology of delirium：an overview of research issues and findings. Int Psychogeriatr, 3：149-167, 1991
9) Smith HA, et al：Delirium：an emerging frontier in the management of critically ill children. Crit Care Clin, 25：593-614, 2009
10) Barr J, et al：Clinical practice guidelines for the management of pain, agitation, and delirium in adult patients in the intensive care unit. American College of Critical Care Medicine. Crit Care Med, 41：263-306, 2013
11) 日本集中治療医学会J-PADガイドライン作成委員会：日本版・集中治療室における成人重症患者に対する痛み・不穏・せん妄管理のための臨床ガイドライン．日集中医誌，21：539-579, 2014
12) Ouimet S, et al：Incidence, risk factors and consequences of ICU delirium. Intensive Care Med, 33：66-73, 2007 ★
13) Bergeron N, et al：Intensive care delirium screening checklist：evaluation of a new screening tool. Intensive Care Med, 27：859-864, 2001
14) Adams Wilson JR, et al：The association of the kynurenine pathway of tryptophan metabolism with acute brain dysfunction during critical illness. Crit Care Med, 40：835-841, 2012
15) Pisani MA, et al：Benzodiazepine and opioid use and the duration of intensive care unit delirium in an older population. Crit Care Med, 37：177-183, 2009 ★
16) McNicoll L, et al：Delirium in the intensive care unit：occurrence and clinical course in older patients. J Am Geriatr Soc, 51：591-598, 2003
17) Milbrandt EB, et al：Costs associated with delirium in mechanically ventilated patients. Crit Care Med, 32：955-962, 2004 ★
18) Ely EW, et al：Delirium in mechanically ventilated patients：validity and reliability of the confusion assessment method for the intensive care unit (CAM-ICU). JAMA, 286：2703-2710, 2001
19) Pandharipande P, et al：Motoric subtypes of delirium in mechanically ventilated surgical and trauma intensive care unit patients. Intensive Care Med, 33：1726-1731, 2007
20) Peterson JF, et al：Delirium and its motoric subtypes：a study of 614 critically ill patients. J Am Geriatr Soc, 54：479-484, 2006 ★
21) Tsuruta R, et al：Prevalence and associated factors for delirium in critically ill patients at a Japanese intensive care unit. Gen Hosp Psychiatry, 32：607-611, 2010
22) Shehabi Y, et al：SEDCOM (Safety and Efficacy of Dexmedetomidine Compared With Midazolam) Study Group. Delirium duration and mortality in lightly sedated, mechanically ventilated intensive care patients. Crit Care Med, 38：2311-2318, 2010 ★★★
23) Pisani MA, et al：Days of delirium are associated with 1-year mortality in an older intensive care unit population. Am J Respir Crit Care Med, 180：1092-1097, 2009 ★
24) Ely EW, et al：Delirium as a predictor of mortality in mechanically ventilated patients in the intensive care unit. JAMA, 291：1753-1762, 2004 ★

25) Ouimet S, et al：Subsyndromal delirium in the ICU：evidence for a disease spectrum. Intensive Care Med, 33：1007-1013, 2007 ★

26) van den Boogaard M, et al：Incidence and short-term consequences of delirium in critically ill patients：A prospective observational cohort study. Int J Nurs Stud, 49：775-783, 2012 ★

27) Schweickert WD, et al：Early physical and occupational therapy in mechanically ventilated, critically ill patients：a randomised controlled trial. Lancet, 373：1874-1882, 2009 ★★

28) Ely EW, et al：The impact of delirium in the intensive care unit on hospital length of stay. Intensive Care Med, 27：1892-1900, 2001

29) Girard TD, et al：Delirium as a predictor of long-term cognitive impairment in survivors of critical illness. Crit Care Med, 38：1513-1520, 2010

30) Pandharipande PP, et al：BRAIN-ICU Study Investigators. Long-term cognitive impairment after critical illness. N Engl J Med, 369：1306-1316, 2013 ★

31) van den Boogaard M, et al：Delirium in critically ill patients：impact on long-term health-related quality of life and cognitive functioning. Crit Care Med, 40：112-118, 2012 ★

32) Lat I, et al：The impact of delirium on clinical outcomes in mechanically ventilated surgical and trauma patients. Crit Care Med, 37：1898-1905, 2009

33) Mitasova A, et al：Poststroke delirium incidence and outcomes：validation of the Confusion Assessment Method for the Intensive Care Unit (CAM-ICU). Crit Care Med, 40：484-490, 2012

34) Saczynski JS, et al：Cognitive trajectories after postoperative delirium. N Engl J Med, 367：30-39, 2012 ★

35) Davydow DS, et al：Posttraumatic stress disorder in general intensive care unit survivors：a systematic review. Gen Hosp Psychiatry, 30：421-434, 2008

36) Nouwen MJ, et al：Emotional consequences of intensive care unit delirium and delusional memories after intensive care unit admission：a systematic review. J Crit Care, 27：199-211, 2012

37) Needham DM, et al：Improving long-term outcomes after discharge from intensive care unit：report from a stakeholders' conference. Crit Care Med, 40：502-509, 2012

38) 鶴田良介, 小田泰崇：ICU関連せん妄 (ICU-Acquired Delirium). ICUとCCU, 38：55-62, 2014

39) Thomason JW, et al：Intensive care unit delirium is an independent predictor of longer hospital stay：a prospective analysis of 261 non-ventilated patients. Crit Care, 9：R375-381, 2005 ★

40) American Psychiatric Association：Diagnostic and Statistical Manual of Mental Disorders 5th edition. pp596-602, 2013

41) Girard TD, et al：Delirium in the intensive care unit. Crit Care, 12：Suppl 3, S3, 2008

42) Spronk PE, et al：Occurrence of delirium is severely underestimated in the ICU during daily care. Intensive Care Med, 35：1276-1280, 2009

43) Han JH, et al：Diagnosing delirium in older emergency department patients：validity and reliability of the delirium triage screen and the brief confusion assessment method. Ann Emerg Med, 62：457-465, 2013 ★

44) Balas MC, et al：Effectiveness and Safety of the Awakening and Breathing Coordination, Delirium Monitoring/Management, and Early Exercise/Mobility Bundle. Critical Care Medicine, 42：1024-1036, 2014 ★★★

45) 日本精神神経学会 精神科病名検討連絡会：DSM-5 病名・用語翻訳ガイドライン (初版). 精神神経学雑誌, 116：429-457, 2014

46) American Psychiatric Association：Diagnostic and Statistical Manual of Mental Disorders. 5th edition, 2013

47) American Psychiatric Association：Diagnostic and Statistical Manual of Mental Disorders. 4th edition Text Revision, 2000

48) Morandi A, et al：Understanding international differences in terminology for delirium and other types of acute brain dysfunction in critically ill patients. Intensive Care Med, 34：1907-1915, 2008

49) Klein Klouwenberg, et al：The attributable mortality of delirium in critically ill patients：prospective cohort study. BMJ, 24：349, g6652, 2014 ★

第3章 せん妄対策〜実際どうする？

3. 成人ICU患者のせん妄のモニタリングはどのように行うか？

卯野木 健

Point
- ICU患者におけるルーチンなせん妄のスクリーニングが推奨されている
- CAM-ICU, ICDSCは妥当性・信頼性が評価されたせん妄スクリーニングツールである
- CAM-ICU, ICDSCいずれを使用すべきかは，各施設の特性に合わせて導入がしやすいものを選択すべきである

はじめに

ICU患者に対するせん妄のモニタリングが推奨されている[1]．その背景には，せん妄が予後と関連する重大な合併症である[2]ということと，経験によるせん妄の判定には限界がある[3]ことがある．重大な合併症であり，経験だけでは正確な判定ができない故に，せん妄をスクリーニングするために作成された，妥当性，信頼性のあるツールを使用する必要があるのである．

1 代表的なせん妄スクリーニングツール

ICUにおいて妥当性，信頼性が評価されているスクリーニングツールの代表として，**CAM-ICU**（Confusion Assessment Method for the Intensive Care Unit）と **ICDSC**（Intensive Care Delirium Screening Checklist）がある．

1) CAM-ICU

CAM-ICUは2001年にElyら[4]により公表された．CAM-ICUは従来，せん妄の判定に使用されていたCAMを気管挿管・人工呼吸器使用患者向けに修正したもので，言語的コ

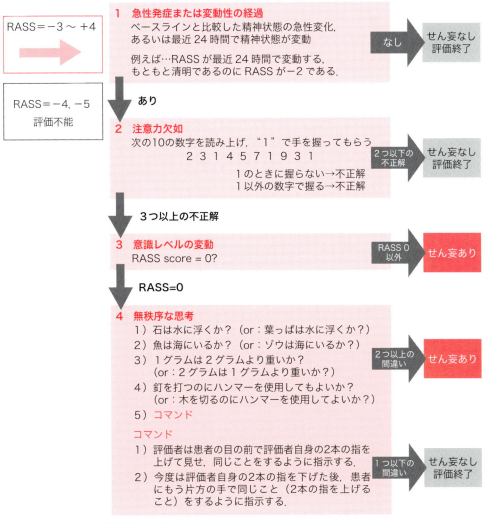

図 ● CAM-ICU フローチャート
Harvard CAM-ICU Flowsheet (by Houman Amirfarzan, M.D.) より

ミュニケーションがとれない患者に対して使用できる工夫がなされている．CAM-ICUでは急性発症または変動性の経過，注意力の障害，意識レベルの異常，あるいは，整理されない思考を判定し，陽性あるいは陰性と判定する．頻用されるフローチャートを図に示す．

CAM-ICUはRASS（Richmond Agitation-Sedation Scale）と組み合わせた評価が普及しており，急性発症または変動性の経過は，RASSの変動で評価できる．例えば，RASSが－1から＋1と変動している場合，陽性となる．実践的には患者が一定の鎮静深度を保つことはあまりないので，多くの場合，意識状態の変動は陽性となる．ここでRASSが－3より下回っている場合（身体刺激にしか反応しない場合）は，評価ができないので評価不能となる．かろうじて開眼があれば次のステップに進むことができる．

注意力の障害はASE（Attention Screening Examination）といわれる注意力スクリーニングテストを用いる．このテストでは，注意，すなわち指示を理解できるかどうかと短期間記憶できるかどうかを評価する．日本では一般的に数字テストが用いられる．CAM-ICUによるせん妄の評価で，せん妄と判定するためには，注意力の障害が存在することが必須である．よって，この注意力の障害に関するテスト（ASE）で陰性であれば，せん妄なしと判定することができる．

　注意力の障害が存在する場合，意識レベルの変動あるいは無秩序な思考が存在するかを評価する．いずれかが存在すればせん妄ありとなる．

　意識レベルの異常に関しては，RASS＝0以外であれば陽性と判定する．ここでは，意識レベルの低下だけでなく，RASSがプラスに傾く場合，不安であったり不穏である場合も陽性と捉えることに注意が必要である．意識レベルの変動あるいは無秩序な思考いずれか1つでも陽性であれば評価は終了する．一般的に，無秩序な思考は評価が煩雑なので，意識レベルの変動に関する評価を行い，それで陽性であれば，せん妄ありとして評価を終了することができる．

　無秩序な思考に関しては，いくつかの常識的な質問を行い，それに対する反応で評価を行う．質問はセットAあるいはBを用い，誤答の数をカウントする．誤答が1つ以下であれば簡単な指示を行い，それに従うことができれば陰性となり評価を終了する．

　意識状態の変動や意識レベルの異常に関しては，鎮静スケール（RASS）の評価で代用可能であるが，注意力の障害は，患者に改めて質問し，その反応をみる必要があることが特徴である．Elyら[4]の行った人工呼吸患者に対する妥当性の検討では，DSM-IVを使用した精神科医の判定を基準とした感度，特異度はほぼ100％であったことが報告されている．

2）ICDSC

　CAM-ICUのほかには，カナダの精神科医によって発表されたICDSCというツールがある（表）[5]．こちらはCAM-ICUのように人工呼吸患者をターゲットに絞って開発されたものではなく，挿管，非挿管を含むICU患者全体がターゲットである．患者の協力を必要とせず，ある時間帯（たとえば1つの勤務帯）での患者の様子をチェックするだけなので，より簡単である．一般的には4点以上をせん妄と判定する[5]．CAM-ICUはせん妄あり/なしと判定するのに対し，ICDSCは点数で結果が評価されることにも特徴があり，せん妄の重症度を評価することができる可能性がある．せん妄は，あり/なしではなく，連続的に「より」せん妄な状態が存在する可能性があり，ICDSCの点数が死亡率と関連することを示唆する報告[6]もある．ICDSCが発表された際の研究[5]では，ROC曲線下面積は0.9017で，ROC曲線から算出した感度は99％，特異度は64％であった．

　CAM-ICUがピンポイントでせん妄を判定するのに対し，ICDSCは，8時間，あるいは24時間の状況に基づきせん妄を評価する．この場合，自分が実際にみた事象のみでなく，

表 ● ICDSC

Intensive Care Delirium Screening Checklist（ICDSC）
このスケールはそれぞれ8時間のシフトすべて，あるいは24時間以内の情報に基づき完成される．明らかな徴候がある＝1ポイント；アセスメント不能，あるいは徴候がない＝0で評価する．それぞれの項目のスコアを対応する空欄に0または1で入力する．

1. 意識レベルの変化 （A）反応がないか，（B）なんらかの反応を得るために強い刺激を必要とする場合は評価を妨げる重篤な意識障害を示す．もしほとんどの時間（A）昏睡あるいは（B）昏迷状態である場合，ダッシュ（−）を入力し，それ以上評価を行わない． （C）傾眠あるいは，反応までに軽度ないし中等度の刺激が必要な場合は意識レベルの変化を示し，1点である． （D）覚醒，あるいは容易に覚醒する睡眠状態は正常を意味し，0点である． （E）過覚醒は意識レベルの異常と捉え，1点である．（1点）	
2. 注意力欠如；会話の理解や指示に従うことが困難．外からの刺激で容易に注意がそらされる．話題を変えることが困難．これらのうちいずれかがあれば1点．	
3. 失見当識；時間，場所，人物の明らかな誤認．これらのうちいずれかがあれば1点．	
4. 幻覚，妄想，精神異常；臨床症状として，幻覚あるいは幻覚から引き起こされていると思われる行動（例えば，空を掴むような動作）が明らかにある．現実検討能力の総合的な悪化．これらのうちいずれかがあれば1点．	
5. 精神運動的な興奮あるいは遅滞；患者自身あるいはスタッフへの危険を予防するために追加の鎮静薬あるいは身体抑制が必要となるような過活動（例えば，静脈ラインを抜く，スタッフをたたく）．活動の低下，あるいは臨床上明らかな精神運動遅滞（遅くなる）．これらのうちいずれかがあれば1点．	
6. 不適切な会話あるいは情緒；不適切な，整理されていない，あるいは一貫性のない会話．出来事や状況にそぐわない感情の表出．これらのうちいずれかがあれば1点．	
7. 睡眠／覚醒サイクルの障害；4時間以下の睡眠，あるいは頻回な夜間覚醒（医療スタッフや大きな音で起きた場合の覚醒を含まない）．ほとんど1日中眠っている．これらのうちいずれかがあれば1点．	
8. 症状の変動；上記の徴候あるいは症状が24時間のなかで変化する（例えばその勤務帯から別の勤務帯で異なる）場合は1点．	

Bergeron N, et al：Intensive Care Delirium Screening Checklist：evaluation of a new screening tool. Intensive Care Med, 27：859-864, 2001
著者の許可を得て逆翻訳法を使用し翻訳．
翻訳と評価：卯野木 健，櫻本秀明（筑波大学附属病院ICU）／水谷太郎（筑波大学大学院人間総合科学研究科）

記録から判断してもよいことになっている．チェックリストを表に示す．ICDSCに関しては，残念ながらCAM-ICUほどの詳細なマニュアルは存在せず，個別の状況に関してどのようにチェックしたらよいのかに関してはっきりしない部分が多い．

❷ ICDSCよりもCAM-ICUの方が有用である？

1）CAM-ICUを使用すべき

CAM-ICUは，ICUで使用される他のせん妄スクリーニングツールと比較して多くの論

文で使用されており，また，マニュアルもインターネット上に整備されている．このことは，より評価者間信頼性が高い評価が可能であることを示している．注意力の障害に関して評価をする際，患者に質問をすることが必要であるが，実際に質問をして，せん妄であると思った患者が正しく回答できたり，またその逆も臨床では多く経験する．実際に見てみるだけでは，注意力の障害があるか否かを判定することは難しいということだろう．また，実際にはすべての項目に関して評価する必要はないため（無秩序な思考は必須ではない），実際の評価に必要な時間は1〜2分であるといわれる[7]．

CAM-ICUの妥当性は高く評価されており，Elyらの論文[4]では感度，特異度ともにほぼ100％である．この100％近い数字は，研究目的にトレーニングされた看護師が行ったため過大に評価されているのかもしれない．しかし，9論文のメタアナリシス[8]でも，感度は80％，特異度は96％と非常に高いことが明らかになっている．これらのように，CAM-ICUを使用することは，他のスクリーニングツールを使用することに比較してリーズナブルである．

2）ICDSCを使用すべき

CAM-ICUと並ぶ，ICUにおけるせん妄スクリーニングツールはICDSCである．ICDSCは2013 PAD guidelinesでもCAM-ICUと並び推奨されるスクリーニングツールである．ICDSCは点数で表されるのでせん妄の重症度を表現することが可能であり，せん妄と判定されない，せん妄準備状態（subsyndromal delirium）を見つけることが可能である[6]．

ICDSCは単純なチェックリストになっており，CAM-ICUと比較してより簡便にせん妄のスクリーニングが可能であると考えられる．CAM-ICUでは，患者に毎回注意力の障害に関するテストを行わなければならない．これは意識が清明な患者にとって負荷をかけ，また，不愉快にさせるかもしれない．さらに，無秩序な思考で用いられる質問は，ばかにしている，と受け取られるかもしれない．

これらの理由は，せん妄スクリーニングの普及を妨げる結果になるかもしれない．重要なことは，せん妄のスクリーニングを常に行うことであって，正確な診断ではない．メタアナリシス[8]におけるICDSCの感度は74％，特異度は82％であり，ICDSCはCAM-ICUより感度，特異度は多少低いかもしれないが，せん妄のスクリーニングが行われないよりはずっと望ましい．

また，ベッドサイドで患者を観察すればわかるように，せん妄はピンポイントな事象でなく，連続的な事象である．CAM-ICUは，回診のときに評価するような場合には使用しやすいかもしれないが，ある一定の時間における患者の行動をまとめる場合には向かない．ICDSCでは連続的に評価を行うため，より私たちが感じる評価と近いかもしれない．

もしも，せん妄のスクリーニングを導入していないのであれば，ICDSCは1つの選択肢に入るであろう．必要なことはせん妄に関してスタッフが注意を払うことである．どのス

クリーニングツールを導入するかはそれぞれの施設の特性により異なるであろう．

> ▶▶▶ **現場からのアドバイス**
>
> CAM-ICU，ICDSCはあくまでもスクリーニングツールなので，患者によって使い分ける性質のものではなく，ユニットによっていずれかを決めて使用すべきものである．
> しかしCAM-ICU，ICDSCにはその作成されたときの対象患者に違いがある．CAM-ICUはもともと気管挿管患者を対象に作成されている[4]が，それに対してICDSCは挿管，非挿管患者にかかわらずICU患者すべてを対象として作成されている[5]．いずれも，実際には挿管患者，非挿管患者でも使用されており，臨床におけるスクリーニングツールとして使用する分には問題がないと考えられる．
> 施設の文化や特性によるが，せん妄のスクリーニングツールを導入する作業（せん妄スクリーニングに限らないが何かを導入する作業）というのは非常に労力と時間がかかるものである．複数のスクリーニングツールを使い分けるとなると，導入に関する困難度はより増加する．よって，いずれかを決めたらそれを使うことが重要ではないか，と思う．スクリーニングはあくまでスクリーニングであり，正確な診断をすることとは異なるのである．

文献

必読 1) Barr J, et al：Clinical practice guidelines for the management of pain, agitation, and delirium in adult patients in the intensive care unit. Crit Care Med, 41：263-306, 2013
→ いわずとしれたPAD guideline

2) Ely E, et al：Delirium as a predictor of mortality in mechanically ventilated patients in the intensive care unit. JAMA, 291：1753-1762, 2004 ★
→ せん妄と死亡が関連することを示した文献．せん妄がICUにおいて重要な合併症である可能性を示した研究である

3) Inouye SK, et al：Nurses' recognition of delirium and its symptoms：comparison of nurse and researcher ratings. Arch Intern Med, 161：2467-2473, 2001 ★
→ せん妄は勘や経験では正しく評価できないことを示した研究

必読 4) Ely E, et al：Delirium in mechanically ventilated patients：validity and reliability of the confusion assessment method for the intensive care unit（CAM-ICU）. JAMA, 286：2703-2710, 2001
→ CAM-ICUの妥当性と信頼性を示した研究

5) Bergeron N, et al：Intensive Care Delirium Screening Checklist：evaluation of a new screening tool. Intensive Care Med, 27：859-864, 2001
→ ICDSCの妥当性と信頼性を評価した最初の研究

6) Ouimet S, et al：Subsyndromal delirium in the ICU：evidence for a disease spectrum. Intensive Care Med, 33：1007-1013, 2007 ★
→「せん妄」のみでなく，それに至らない「亜せん妄」も死亡と関連があることを示した研究

7) Soja S, et al：Implementation, reliability testing, and compliance monitoring of the Confusion Assessment Method for the Intensive Care Unit in trauma patients. Intensive Care Med, 34：1263-1268, 2008

8) Gusmao-Flores D, et al：The Confusion Assessment Method for the Intensive Care Unit（CAM-ICU）and Intensive Care Delirium Screening Checklist（ICDSC）for the diagnosis of delirium：a systematic review and meta-analysis of clinical studies. Crit Care, 16：R115, 2012

第3章 せん妄対策～実際どうする？

4. 成人ICU患者のせん妄発症に関連した危険因子は何か？

鶴田良介

Point

- 成人ICU患者のせん妄発症に関連した患者側の危険因子は，年齢，重症度，感染症（敗血症），既存の認知症の4つである
- ベンゾジアゼピン系鎮静薬とオピオイドは，成人ICU患者のせん妄発症に関連したICUの治療関連因子である
- すべての昏睡がICU患者のせん妄発症の危険因子とは言えない

はじめに

せん妄には軽度ないし中等度の意識混濁をもとに，錯覚，幻覚，妄想，精神運動興奮，不安などの情動変化を示す**過活動型せん妄**（hyperactive delirium, "loud" delirium）と意識混濁に精神運動の抑制を特徴とする**低活動型せん妄**（hypoactive delirium, "quiet" delirium）がある．この2種類のせん妄があることを理解したうえでせん妄の危険因子を考察する必要がある．

1 PRE-DELIRICモデルとは何か？

PRE-DELIRICモデルとは，オランダの4つのICUの3,000人以上のデータから作成された成人ICU患者のせん妄予測モデルである[1]．これはICUせん妄の10の危険因子，すなわち**年齢，重症度（APACHE Ⅱ）スコア，入院形態（外科/内科/外傷/神経・脳神経），昏睡，感染症，代謝性アシドーシス，鎮静薬の使用，モルヒネの使用，尿素濃度，緊急入院**で構成されている．PRE-DELIRICモデルはICU入室24時間以内に入手できる項目で構成されており，ROC曲線下面積は0.87（95％信頼区間0.85～0.89）と，そのせ

ん妄予測能は高かった．このPRE-DELIRICモデルを国際的に検証し，再校正したものも発表された[2]．6カ国，8つのICUでコホート研究が行われた．ICUせん妄の10の危険因子については，施設間で差異が大きかったが，ROC曲線下面積は0.77（95％信頼区間0.74〜0.79）と，そのせん妄予測能は良好であった．

❷ 成人ICU患者のせん妄発症に関連した危険因子は何か？

日本集中治療医学会が作成したJ-PADガイドラインでは，患者側の危険因子と治療関連因子に分けて解説している[3]．

1）ICUせん妄の患者側の危険因子

年齢，重症度，感染症（敗血症），既存の認知症の4つである[3]．せん妄の発症に関連した患者側の危険因子として重症度は重要である[4,5]．年齢に関しては，そうでないという報告もあるが[4,6]，低活動型せん妄の関連因子とするものもある[7]．敗血症がICUせん妄の危険因子という報告もある[8]．既存の認知症がICUせん妄の危険因子とする報告が2つある[5,6]．

2）ICUせん妄の治療関連因子

さきのPRE-DELIRICモデル[1]におけるせん妄の危険因子のうち，鎮静薬の使用，モルヒネの使用は治療関連因子であった．**ベンゾジアゼピン系鎮静薬**と**オピオイドの使用**はせん妄の危険因子と報告されている[4,5]．24時間以上人工呼吸された外傷患者の前向き観察研究の結果，せん妄移行への独立危険因子は**ミダゾラムの使用**であった[9]．内科ICUの高齢者のせん妄発症の解析から，ベンゾジアゼピン系鎮静薬またはオピオイドの使用がせん妄日数の延長に関連していた[5]．心臓術後ICUからの報告でもベンゾジアゼピン系鎮静薬の使用がせん妄の危険因子であった[10]．

以上を踏まえて，ICU患者のせん妄発症の注意点は，次のとおりである．入室の時点で高齢者またはすでに認知症のある患者や重症度の高い患者はせん妄を発症する可能性が高いことを知っておく必要がある．敗血症などの感染症が主病態あるいは併発症である患者，ベンゾジアゼピン系鎮静薬またはオピオイドを使用している患者では，これらがせん妄の危険因子であることを認識し，これらの因子の可能な限りの改善・回避に努めることが重要である．

❸ 昏睡はICU患者のせん妄発症の危険因子である？

1）昏睡はICU患者のせん妄発症の危険因子である

　820人の24時間ICUに入室した一連の患者でせん妄発症に関連した危険因子を検討した[4]．その際，Intensive Care Delirium Screening Checklist (ICDSC)[11] をせん妄評価に用いた．昏睡をRASSの−5と定義し，①医学的昏睡（低酸素脳症など），②誘発性昏睡（鎮静薬による薬剤性昏睡など），③多因子昏睡（医学的昏睡＋誘発性昏睡）の3つに分類した．また，さらに誘発性昏睡を全身麻酔や鎮静薬を中止後24時間以内に覚醒する"一過性医原性昏睡"と24時間以上昏睡が続く"医原性昏睡"に分けた．特に5日以上，または死亡まで昏睡が持続するものを遷延性昏睡と呼んだ．

　誘発性昏睡（一過性医原性および医原性昏睡），多因子昏睡はせん妄発症の有意な関連のある危険因子であったが，医学的昏睡は有意な関連を示さなかった．

2）昏睡はせん妄発症の危険因子とはいえない

　Confusion Assessment Method for the Intensive Care Unit (CAM-ICU)[12] では，昏睡はRASSで−5または−4の状態と定義される．

　昏睡とせん妄の両者を合わせて急性脳機能不全と呼ぶが，RASSが−3から−4に変化した場合，意識レベルの低下とせん妄から昏睡への変化（急性脳機能不全の病態変化）の両方が考えられる[13]．PRE-DELIRICモデルをはじめ，せん妄の発症危険因子は患者要因と医原性要因を混合して議論されてきたが，最近，この2つを分ける考えが出はじめている．鎮静薬が原因の薬剤性せん妄と病態そのものから生じている非薬剤性せん妄に分けた場合，非薬剤性せん妄を発症したICU患者の方が薬剤性せん妄の発症またはせん妄を発症しなかった患者より有意に1年生存率が低かったと報告された[14]．また，昏睡には，血中のフェンタニル濃度とミダゾラム濃度の高値が関与していたが，せん妄には関与していなかった．せん妄にはIL-6をはじめとした炎症が深くかかわっており，誘発性昏睡（昏睡の一部）とせん妄は発生機序的関連がないのかもしれない[15]．

　最後に，日本の多施設ICUで前向きに鎮静深度とせん妄発症を観察した研究では，ICU入室中の状況で，せん妄のみ（delirium only），昏睡からせん妄なく正常に移行（coma-normal），昏睡からせん妄に移行あり（delirium-coma），せん妄も昏睡もなし（normal）の4つに分類した[16]．その結果，28日転帰（生存，挿管，在室）においてcoma-normalが最も不良で，せん妄は昏睡を認めた患者で抜管，退室を促進している結果となった（図）．

　今回，従来の欧米からの報告と異なる結果になった理由として以下の4つが考えられる．
　1）せん妄発症の危険因子である感染症（敗血症）の併存患者がきわめて少ないこと．
　2）デクスメデトミジンの24時間以上の投与が行われており，ミダゾラムの使用量を減

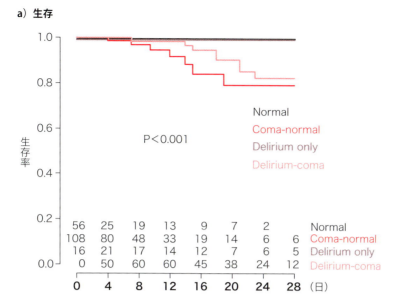

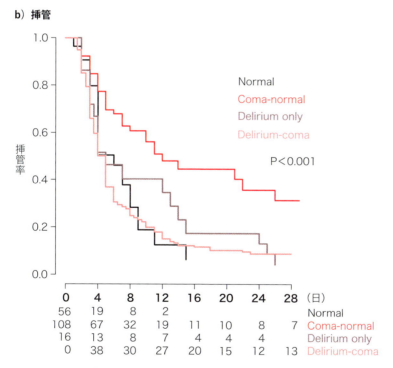

図● 3つの転帰ごとの昏睡/せん妄の関連を示すKaplan-Meierグラフ

らした可能性があること．また，delirium-comaの患者の抜管をあまり危険視していないこと．

3）全体の死亡率が8％と低いこと．

c）ICU在室

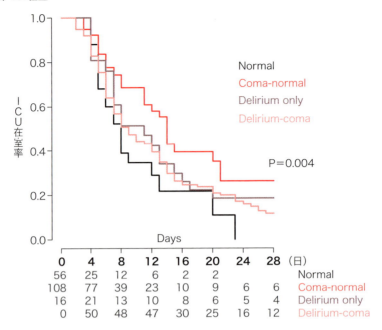

4）RASS＝－3のときのせん妄評価が困難で，せん妄評価がされなかった場合，normalとなり，せん妄の偽陰性が増える可能性があること．

◆ 文献

1) van den Boogaard M, et al：Development and validation of PRE-DELIRIC（PREdiction of DELIRium in ICu patients）delirium prediction model for intensive care patients：observational multicenter study. BMJ, 344：e420, 2012 ★

2) van den Boogaard M, et al：Recalibration of the delirium prediction model for ICU patients（PRE-DELIRIC）：a multinational observational study. Intensive Care Med, 40：361-369, 2014 ★

必読 3) 日本集中治療医学会J-PADガイドライン作成委員会：日本版・集中治療室における成人重症患者に対する痛み・不穏・せん妄管理のための臨床ガイドライン．日集中医誌，21：539-579，2014
　　　→医師，看護師，薬剤師，理学療法士からなる日本集中治療医学会の委員会で作成されたガイドライン

4) Ouimet S, et al：Incidence, risk factors and consequences of ICU delirium. Intensive Care Med, 33：66-73, 2007 ★

5) Pisani MA, et al：Benzodiazepine and opioid use and the duration of intensive care unit delirium in an older population. Crit Care Med, 37：177-183, 2009

6) Van Rompaey B, et al：Risk factors for delirium in intensive care patients：a prospective cohort study. Crit Care, 13：R77, 2009

7) Stransky M, et al：Hypoactive delirium after cardiac surgery as an independent risk factors for prolonged mechanical ventilation. J Cardiothorac Vasc Anesth, 25：968-974, 2011

8) Lin SM, et al：Risk factors for the development of early-onset delirium and subsequent clinical outcome in mechanically ventilated patients. J Crit Care, 23：372-379, 2009

9) Pandharipande P, et al：Prevalence and risk factors for development of delirium in surgical and trauma intensive care unit patients. J Trauma, 65：34-41, 2008

10) McPherson JA, et al：Delirium in the cardiovascular ICU：exploring modifiable risk factors. Crit Care Med, 41：405-413, 2013

11) Bergeron N, et al：Intensive Care Delirium Screening Checklist：evaluation of a new screening tool. Intensive Care Med, 27：859-864, 2001

12) Ely EW, et al：Evaluation of delirium in critically ill patients：validation of the Confusion Assessment Method for the Intensive Care Unit（CAM-ICU）. Crit Care Med, 29：1370-1379, 2001

13) Kress JP：The complex interplay between delirium, sepsis and sedation. Crit Care, 14：164, 2010

必読 14) Patel SB, et al：Rapidly reversible, sedation-related delirium versus persistent delirium in the ICU. Am J Respir Crit Care Med, 189：658-665, 2014

15) Skrobik Y, et al：Factors predisposing to coma and delirium：fentanyl and midazolam exposure; CYP3A5, ABCB1, and ABCG2 genetic polymorphisms; and inflammatory factors. Crit Care Med, 41：999-1008, 2013

必読 16) Tsuruta R, et al：Delirium and coma evaluated in mechanically ventilated patients in the intensive care unit in Japan：a multi-institutional prospective observational study. J Crit Care, 29：472. e1-472. e5, 2014

第3章 せん妄対策〜実際どうする？

5. ICUせん妄に対する薬理学的予防は可能か？

山本 良平，林 淑朗

Point
- 現時点ではせん妄を薬理学的に予防することはできないと考えるべきである
- せん妄予防を目的とした安易な薬物投与は慎むべきである

はじめに

せん妄は時間から日単位で変容する精神状態，認知機能低下を特徴とした急性発症の意識障害である．ICU領域の人工呼吸患者の60〜80％に発症し，非人工呼吸患者でも20〜60％が発症する[1〜3]．そして，せん妄は，人工呼吸期間延長，入院期間延長，医療費増加，長期生命予後悪化と関連する．そのため，せん妄の予防が重要であると考えられている．せん妄予防目的に，薬理学的予防と非薬理学的予防がこれまでに研究されているが，ここでは薬理学的予防に関して解説する．

1 非ICU領域における薬理学的せん妄予防のRCT

1) ハロペリドール

ハロペリドールはブチロフェノン系の抗精神病薬であり，精神運動興奮を抑える作用があることから1990年代初頭よりせん妄治療薬として使用され始めた薬剤である[4]．1999年にKanekoら[5]は消化器外科術後患者を対象とした非盲検RCTでせん妄発症を予防できたと報告した．しかし，2005年のKalisvaartら[6] [LRCT] の70歳以上の股関節手術患者を対象としたプラセボ対照二重盲検RCTではせん妄発症を予防できなかった．ただし，副次評価項目であるせん妄の期間と重症度は有意に改善しており，非ICU患者へのハロペリドール投与はせん妄発症を予防できないが，せん妄の重症度，期間を減らす可能性が示唆されている．

2) オランザピン

オランザピンは1996年に発売された非定型抗精神病薬の1つである．2010年にLarsenら[7][LRCT]は65歳以上の関節置換術の患者を対象としたプラセボ対照二重盲検RCTを行い，オランザピン投与でせん妄発症率は有意に減少したが，せん妄期間が延長し，重症度が高くなったと報告した．この研究は，ITT（intention to treat）解析されていない，プラセボ群の重症度が高いなどのいくつかの問題点はあるものの，オランザピンによるせん妄予防の可能性が示唆された．

3) その他薬剤

シチコリン[8]，ドネペジル[9, 10]などの薬剤も検討されたが，予防効果は示されていない．

4) 非ICU領域のエビデンスをICU領域に適応可能か

抗精神病薬の予防投与は，特定の集団において発症率を減少する可能性があるが，上記の研究結果はそれら研究で対象となった集団においてもせん妄予防目的に抗精神病薬を投与することを推奨できるほどのグレードのエビデンスはない[1, 11]．したがって，患者特性も大きく異なり，せん妄のリスクに常にさらされている多くのICU患者に対して，このような介入を適用することはできない．

❷ ICU領域における薬理学的せん妄予防のRCT

せん妄予防としてリバスチグミン，ハロペリドール，ジプラシドン，ケタミン，メラトニン等が検討されている．2013年に公表されたAmerican College of Critical Care Medicine（ACCM）による疼痛・興奮・せん妄のガイドライン（2013 PAD guidelines）[12]と日本のガイドライン（J-PADガイドライン）[13]の立場および，それらに言及されている薬剤に関して評価の根拠となった研究を解説する．

表1　せん妄の薬理学的予防に関する日米両ガイドラインの立場

- **●2013 PAD guidelines[12]**
  - せん妄の発症を予防できた研究がないため薬物学的な予防は推奨されない（0，C）
  - せん妄予防にハロペリドール，非定型抗精神病薬を投与することを提案しない（−2C）
- **●J-PADガイドライン[13]**
  - せん妄の発症や期間を減少させるためにICUで薬理学的なせん妄予防プロトコルを使用すべきとはいえない（0，C）
  - 非定型抗精神病薬の予防投与は行わないことを提案する（−2C）
  - ハロペリドール投与がICU患者のせん妄発症を予防するとは言えない（0，C）

表2 ● ハロペリドールによるせん妄予防のエビデンス

筆頭著者発表年	デザイン	介入	対象	症例数
Wang 2012	多施設二重盲検RCT	ハロペリドール投与（0.5 mg iv＋0.1 mg/hr 12時間投与） プラセボ投与	非心臓血管外科術後患者	N＝457
Girard 2010 MINDstudy	単施設二重盲検RCT	ハロペリドール 5 mg 投与群 ジプラシドン 40 mg 投与群 プラセボ投与群	内科・外科ICU患者	N＝101
Page 2013 Hope-ICU	単施設二重盲検RCT	ハロペリドール 2.5 mg　8時間ごと投与 プラセボ投与群	内科・外科ICU患者	N＝142

1) 日米2つのガイドライン

表1のように日米両ガイドラインでせん妄に対する薬理学的予防を推奨していない．

2) リバスチグミン

コリン作動性経路の活性低下がせん妄とかかわるとされ，コリンエステラーゼ阻害薬であるリバスチグミンを投与することでせん妄発症が予防できるのではと考えられていた．しかし，2009年にGamberiniら[14)] [LRCT] は心臓血管術後患者を対象としてプラセボ対照二重盲検RCTでリバスチグミンの効果を検討したが，せん妄予防効果は得られなかった．

3) ケタミン

ケタミンには抗炎症作用，脳保護作用があると考えられている．2009年にHudetzら[15)]は心臓血管外科術後患者58人を対象として麻酔導入時のケタミン投与により術後せん妄が予防できるかをプラセボ対照単盲検RCTで検討した．その結果，ケタミン投与群で術後せん妄が有意に減少した（3％ vs 31％，p＝0.01）．先の研究は小規模な単盲検RCTであったが，現在，予定手術患者を対象としてケタミン投与により術後せん妄が予防できるかを検討する症例数600の二重盲検RCT臨床試験（NCT01690988）[16)] が行われており，使用に関してはその結果を待ちたい．

4) ハロペリドール

ICU領域でのハロペリドールによるせん妄予防に関しては，肯定するエビデンスと否定するエビデンスが混在（表2）する．
2010年のGirardら[17)] による内科・外科ICUの人工呼吸器装着患者101人を，ハロペ

評価方法	主要評価項目	副次評価項目	せん妄に関する結果
CAM-ICU	せん妄発症率	せん妄期間 ICU期間 28日死亡率 副作用，等	せん妄発症率：15.3％ vs 23.2％　p＝0.031 せん妄発症までの期間：6.2日 vs 5.7日，p＝0.021 非せん妄期間：6.8±0.5日 vs 6.7±0.8日　p＝0.027
CAM-ICU	非せん妄・昏睡期間	せん妄期間 昏睡期間 非人工呼吸期間 21日死亡率，等	非せん妄・昏睡期間：ハロペリドール群 14.0日 vs ジプラシドン群 15.0日 vs プラセボ群：12.5日　p＝0.66
CAM-ICU	14日目の非せん妄・昏睡期間	28日目の非せん妄・昏睡期間 非人工呼吸期間 28日死亡率，等	非せん妄・昏睡期間：中央値 ハロペリドール群 5日［IQR 0-10］ vs プラセボ群 6日［0-11］，p＝0.53

リドール5 mg群，ジプラシドン40 mg群，プラセボ群に割り付け，非せん妄・昏睡期間を評価した二重盲検RCT（MIND study）ではハロペリドール，ジプラシドンによるせん妄予防効果を認めなかった．

しかし，2012年にWangら[18][LRCT]は非心臓血管外科術後ICU患者457人を対象として，少量ハロペリドール投与（0.5 mg iv＋0.1 mg/hr 12時間投与）がせん妄発症を予防するかを検討したプラセボ対照多施設二重盲検RCTを報告した．ここでは，せん妄発症率はハロペリドール投与群15.3％，プラセボ群23.2％（p＝0.031）とハロペリドール予防投与によって有意に低下した．また，せん妄発症までの期間や非せん妄期間もハロペリドール予防投与によって有意に延長した．

ところが，2013年のPageら[19]の人工呼吸管理を要するICU患者142人を対象としたハロペリドール2.5 mgを8時間ごとに投与し非せん妄・昏睡期間が延長するかを検討したプラセボ対照二重盲検RCT（Hope-ICU study）では，両群で非せん妄・昏睡期間に差は認められなかった．

上記の結果から考えると，外科術後患者で重症度の低い集団においては予防の効果が期待されるが，人工呼吸管理下にあるような比較的重症度の高いICU患者ではハロペリドールの予防効果は懐疑的であり期待できなさそうである．現在ハロペリドールの予防投与に関する2つの大規模プラセボ対照二重盲検RCT[20, 21]が進行中である．

5）メラトニン

メラトニン分泌が日内リズムを調節しており，分泌の減少がせん妄発症とかかわる[22〜24]と考えられている．

2008年にBourneら[25]はICU人工呼吸管理中患者にメラトニンを投与することで快適な睡眠を得ることができたと報告した．非ICU患者の研究ではあるがメラトニンを予防的に投与し，せん妄が予防できたとするRCT[26, 27]が報告されており，ICU患者での効果が

期待されていた．

2014年にHattaら[28]は，日本の4施設で65〜89歳の高齢ICU・救急病棟入院患者67人を対象としてラメルテオン（ロゼレム®）8 mg，7日間投与によりせん妄が予防できるかを検証したプラセボ対照多施設単盲検RCTを報告した．せん妄の診断は精神科医がDSM-IVを用いて行った．結果はラメルテオン投与群でせん妄発症率が有意に低かった（3% vs 32%，$p = 0.03$）．しかしこの研究では，薬剤が識別可能な形態で盲検化できておらず，これによりせん妄の診断という主観的な作業にバイアスがかかる可能性があった．また，経口摂取可能な軽症患者が対象となっておりICU患者全体に一般化することができない．さらに，本研究は大胆にも90%の相対リスク減少（28%→3%）を見込んで小さなサンプルサイズで研究をデザインし，実際にせん妄の劇的な予防効果を示したきわめて稀有なRCTである．しかし，この研究の臨床試験登録システムの記録（UNIN000005591）では，サンプルサイズが168とされており，どのような経緯でサンプルサイズが半分以下にされたのかを知ることができない．これらのことから，追試，特にせん妄のハイリスク集団における二重盲検の追試が必要である．

6）結論

薬理学的なせん妄予防を支持する根拠は不十分である．

❸ デクスメデトミジンによる鎮静はせん妄を予防するか？

ICUでは人工呼吸管理のため鎮静薬が使用されることが多い[12, 29]．しかし一方で，鎮静薬の使用により，人工呼吸期間やICU滞在期間[30]，せん妄や昏睡などの脳機能障害が増加する可能性[31〜33]が示唆されており，特にベンゾジアゼピンがせん妄の独立した危険因子[34]であるとされている．

今日のICUにおける鎮静には，$GABA_A$/ベンゾジアゼピン受容体に作用するミダゾラム，$GABA_A$受容体に作用するプロポフォール，$α_2$受容体に作用するデクスメデトミジンの3薬剤が広く使われている．そのなかで，デクスメデトミジンは催眠作用，鎮静作用，鎮痛作用があり呼吸抑制作用の少ない特徴的な薬剤である[1]．$GABA_A$受容体に作用する薬剤よりも自然な睡眠に近い鎮静をすると考えられており[35, 36]，せん妄予防に期待がもたれている．

1）ガイドラインによる推奨

ガイドラインを表3に示した．ガイドラインでは，人工呼吸管理においてデクスメデトミジンによる鎮静が考慮されるが，せん妄予防として使用することに関しては十分な根拠はなく推奨されないとしている．

表3 ● デクスメデトミジンのせん妄予防に関する日米両ガイドラインの立場

● 2013 PAD guidelines[12]
- せん妄のリスクのある人工呼吸管理中のICU患者ではベンゾジアゼピンと比べてデクスメデトミジンの使用でせん妄発症率が低いかもしれない（B）
- デクスメデトミジンがせん妄を予防するという強いエビデンスがなく，せん妄予防としての使用は推奨されない（0，C）

● J-PADガイドライン[13]
- 人工呼吸管理中の成人患者に鎮静薬を投与する場合にはベンゾジアゼピン系鎮静薬よりも非ベンゾジアゼピン系鎮静薬を優先的に使用することを提案する（＋2C）
- 人工呼吸管理中の成人患者の鎮静薬としてデクスメデトミジンとプロポフォールの優劣についてはデータが十分でないため，現時点では評価できない（C）
- わが国で承認された投与量でデクスメデトミジンをICU患者のせん妄予防目的に使用すべきかについては不明である（0，C）

2）根拠となる論文

表4にそれぞれのエビデンスをまとめた．

2007年にPandharipandeら[37]は内科・外科ICUの人工呼吸器患者106人を対象としてデクスメデトミジンがロラゼパムによる鎮静と比較してせん妄期間，昏睡期間を短縮できるかを検討した多施設二重盲検RCT（MENDS trial）を報告した．複合エンドポイントである非せん妄・非昏睡期間が有意に減少したが，せん妄発症率，非せん妄期間に有意差はなかった．

2009年にShehabiら[38] [LRCT]は心臓血管外科術後の人工呼吸器患者299人を対象としてデクスメデトミジンとモルヒネを比較し，せん妄発症が予防できるかを検討した2施設二重盲検RCT（DEXCOM trial）を報告した．せん妄発症率はデクスメデトミジン群8.6％ vs モルヒネ群15.0％（$p = 0.088$）と有意差はなかったがせん妄期間はデクスメデトミジン群で有意に短かった．

2009年にRikerら[39] [LRCT]は内科・外科ICUの人工呼吸管理を24時間以上要する患者375人を対象として，デクスメデトミジンによる鎮静がミダゾラムによる鎮静と比べて鎮静達成率がよいかを検討した多施設二重盲検RCT（SEDCOM trail）を報告した．結果は鎮静達成率に有意差はなく，副次評価項目であるせん妄発症率はデクスメデトミジン群54％ vs ミダゾラム群76.6％（$p < 0.001$）とデクスメデトミジン群で有意に低く，非せん妄期間も有意に延長した．

2009年にMaldonadoら[40]は弁膜症術後患者118人を対象としてデクスメデトミジンによる鎮静がミダゾラム，プロポフォールによる鎮静と比べてせん妄発症を予防できるかを検討した単施設非盲検RCTを報告した．せん妄発症率はITT解析でデクスメデトミジン群10％ vs ミダゾラム群44％ vs プロポフォール群44％（$p < 0.001$）とデクスメデトミジン群で有意に低かった．

2009年にRuokonenら[41]は内科・外科ICUで人工呼吸管理を24時間以上要する患者85人を対象としてデクスメデトミジンによる鎮静と標準治療薬（ミダゾラム，プロポフォー

表4 ● デクスメデトミジンによるせん妄予防のエビデンス

筆頭著者発表年	デザイン	介入	対象	症例数
Pandharipande PP 2007 MENDS trial	多施設二重盲検RCT	Dex：0.15-1.5 μg/kg/hr Lor：1-10 mg/hr	内科・外科ICU	N＝106
Riker 2009 SEDCOM trial	多施設二重盲検RCT	Dex：0.2-1.4 μg/kg/hr Mid：0.02-0.1 mg/kg/hr	内科・外科ICU	N＝375 Dex：250 Mid：125
Shehabi ら 2009 DEXCOM trial	2施設二重盲検RCT	Dex：0.1-0.7 μg/kg/hr モルヒネ：10-70 μg/kg/hr	心臓血管外科術後	N＝299 Dex：152 モルヒネ：147
Maldonado ら 2009	単施設非盲検RCT	Dex：0.4 μg/kg, 0.2-0.7 μg/kg/hr Prop：25-50 μg/kg/min Mid：0.5-2.0 mg/hr	心臓弁置換術術後	N＝118 Dex：40 Prop：38 Mid：40
Ruokonen ら 2009	多施設二重盲検RCT	Dex：0.25-1.4 μg/kg/hr Mid：1-2 mg bolus, 0.04-0.2 mg/kg/hr Prop：0.8-4 mg/kg/hr	内科・外科ICU	N＝85 Dex：41 Mid/Prop：44
Jakob ら 2012 MIDEX/PRODEX	多施設二重盲検RCT	MIDEX Dex：0.2-1.4 μg/kg/hr Mid：0.03-0.2 mg/kg/hr	内科・外科ICU	N＝500 Dex：249 Mid：251
		PRODEX Dex：0.2-1.4 μg/kg/hr Prop：0.3-4 mg/kg/hr	内科・外科ICU	N＝498 Dex：251 Prop：247

■＝デクスメデトミジンでせん妄が予防できたRCT
Dex：デクスメデトミジン，Lor：ロラゼパム，Mid：ミダゾラム，Prop：プロポフォール

ル）による鎮静を比較して，鎮静達成率を検討した多施設二重盲検RCTを報告した．鎮静達成率に有意差はなく，CAM-ICU陽性を副作用として評価した，せん妄・昏睡の発症の複合エンドポイントではデクスメデトミジン群43.9％ vs 標準治療群25.0％ （p＝0.035）とデクスメデトミジン群で有意に劣る結果であった．

2012年にJakobら[42][LRCT]は，人工呼吸管理を24時間以上要する内科・外科ICU患者を対象とした2つの多施設二重盲検RCT（MIDEX/PRODEX）を報告した．MIDEXではデクスメデトミジンとミダゾラムを，PRODEXではデクスメデトミジンとプロポフォールを比較して鎮静達成率を評価した．鎮静達成率はそれぞれで有意差はなく，デクスメデトミジンによる鎮静はミダゾラム，プロポフォールに劣らなかった．合併症として不安，興奮，せん妄の発症率が評価され，MIDEXではミダゾラム群26.8％，デクスメデトミジン群28.7％で有意差がなく，PRODEXではプロポフォール群28.7％，デクスメデトミジ

評価方法	主要評価項目	副次評価項目	せん妄に関する結果
RASS CAM-ICU	鎮静達成率 非せん妄期間 非昏睡期間		せん妄発症：79％ vs 82％　p＝0.65 非せん妄期間：Dex群 9日 vs Lor群 7日　p＝0.09
RASS CAM-ICU	鎮静達成率	せん妄発症頻度 非せん妄期間 人工呼吸管理期間， ICU滞在期間 合併症イベント	せん妄発症：Dex群 54％ vs Mid群 76.6％　p＝0.001 非せん妄期間：Dex群 2.5日 vs Mid群 1.7日　p＝0.002
RASS CAM-ICU	せん妄発症率	鎮静達成率 ICU滞在期間 入院期間 院内死亡	せん妄発症：Dex群 8.6％ vs モルヒネ群 15％　p＝0.088 せん妄期間：Dex群 2日 vs モルヒネ群 5日　p＝0.0317
DSM-ⅣTR 精神科医による診断	せん妄発症率	ICU滞在期間 入院期間	せん妄発症（ITT）：Dex群 10％ vs Mid群 44％ vs Prop群 44％　p＜0.001
RASS CAM-ICU	鎮静達成率 ICU滞在期間	痛みの表現力 人工呼吸管理期間 非人工呼吸期間 入院期間	CAM-ICUを副作用として評価したせん妄，昏睡発症率：Dex群 43.9％，標準治療群 25.0％　p＝0.035 CAM-ICU陽性率：Dex群 17.0％ vs 標準治療群 17.9％　有意差なし
RASS CAM-ICU	鎮静達成率 人工呼吸管理期間	ICU滞在期間 痛みの表現力 看護ケアへの協力	せん妄の評価は副作用の項目に記載 不安，興奮，せん妄の発症：Mid群 26.8％ vs Dex群 28.7％　p＝0.689 CAM-ICU陽性率：Dex群 11.9％ vs Mid群 13.9％　p＝0.393
			不安，興奮，せん妄の発症：Prop群 28.7％ vs Dex群 18.3％　p＝0.008 CAM-ICU陽性率：Dex群 9.6％ vs Prop群 13.7％　p＝0.231

ン群18.3％（p＝0.008）とデクスメデトミジン群で有意に低かった．鎮静終了後48時間で評価したCAM-ICUでは陽性率に有意差はなかった．

　2014年のPasinら[43]によるメタ解析では，せん妄，興奮，混迷の発症率はデクスメデトミジン群19％ vs コントロール群23％（RR 0.68［0.49～0.96］，p＝0.03）と有意差があったものの，集めた論文にいくつか質の低い研究があること，異質性が高いことから結果の解釈に注意が必要である．

3）まとめ

　せん妄の危険因子であるミダゾラムや麻薬ではなくデクスメデトミジンを用いることでせん妄発症率の改善[39, 40, 42, 43]，せん妄期間の短縮[38, 39]効果が期待されるが，結論を導き出すことは現時点ではできない．現在進行中の多国籍大規模RCT，SPICE Ⅲ[44]の結果が待たれる．

> **▶▶▶ 現場からのアドバイス**
>
> **せん妄の診断**
>
> 　CAM-ICUはConfusion Assessment Method（CAM）を人工呼吸管理されたICU患者に使用できるように改良されたせん妄評価ツールである．回診で研修医が「CAM-ICU陽性＝せん妄」としてプレゼンテーションすることがあるがこれは厳密には誤りである．せん妄の診断はせん妄に精通した精神科専門医によってされるのがreference standardであるため，正確に表現するならば「CAM-ICU陽性なのでせん妄を疑う」となる．論文を読む際もせん妄の診断がどのようにされているかに注意して読んでほしい．

◆ 文献

必読 1) Hipp DM, et al：Pharmacological and nonpharmacological management of delirium in critically ill patients. Neurotherapeutics, 9：158-175, 2012
　　→ 2012年のICUせん妄のマネージメントの総説，必読です

2) Maldonado JR：Pathoetiological model of delirium：a comprehensive understanding of the neurobiology of delirium and an evidence-based approach to prevention and treatment. Crit Care Clin, 24：789-856, 2008

3) Brummel NE, et al：Preventing delirium in the intensive care unit. Crit Care Clin, 29：51-65, 2013
　　→ 2013年のICUせん妄の予防の総説

4) Riker RR, et al：Continuous infusion of haloperidol controls agitation in critically ill patients. Crit Care Med, 22：433-440, 1994

5) Kaneko T, et al：Prophylactic consecutive administration of haloperidol can reduce the occurrence of postoperative delirium in gastrointestinal surgery. Yonago Acta medica, 42：179-184, 1999 ★★
　　→ 日本の消化器外科後患者80人を対象とした非盲検RCT

6) Kalisvaart KJ, et al：Haloperidol prophylaxis for elderly hip-surgery patients at risk for delirium：a randomized placebo-controlled study. J Am Geriatr Soc, 53：1658-1666, 2005 ★★★
　　→ 股関節手術患者430人を対象としたプラセボ対照群の二重盲検RCT，せん妄は発症に有意差なし

7) Larsen KA, et al：Administration of olanzapine to prevent postoperative delirium in elderly joint-replacementpatients：a randomized, controlled trial. Psychosomatic, 51：409-418, 2010 ★★★
　　→ 関節置換術の患者400人を対象としたプラセボ対照群の二重盲検RCT

8) Díaz V, et al：Use of procholinergics in the prevention of postoperative delirium in hip fracture surgery in the elderly. A randomized controlled trial. Rev Neurol, 33：716-719, 2001 ★★

9) Liptzin B, et al：Donepezil in the prevention and treatment of post-surgical delirium. Am J Geriatr Psychiatry, 13：1100-1106, 2005 ★★

10) Sampson EL, et al：A randomized, double-blind, placebo-controlled trial of donepezil hydrochloride (Aricept) for reducing the incidence of postoperative delirium after elective total hip replacement. Int J Geriatr Psychiatry, 22：343-349, 2007 ★★

11) Siddiqi N, et al：Interventions for preventing delirium in hospitalised patients. Cochrane Database Syst Rev, Apr 18 (2), 2007：CD005563.

必読 12) Barr J, et al：American College of Critical Care Medicine. Clinical practice guidelines for the management of pain, agitation, and delirium in adult patients in the intensive care unit. Crit Care Med, 41：263-306, 2013
　　→ 2013年に改定されたPADガイドライン，必読です

13) 日本集中治療医学会 J-PAD ガイドライン作成委員会：日本版・集中治療室における成人重症患者に対する痛み・不穏・せん妄管理のための臨床ガイドライン．日集中医誌, 21：539-579, 2014

14) Gamberini M, et al：Rivastigmine for the prevention of postoperative delirium in elderly patients undergoing elective cardiac surgery-a randomized controlled trial. Crit Care Med, 37：1762-1768, 2009 ★★★
   → 予定心臓血管術後患者120例を対象とした二重盲検RCT

15) Hudetz JA, et al：Ketamine attenuates delirium after cardiac surgery with cardiopulmonary bypass. J Cardiothorac Vasc Anesth, 23：651-657, 2009 ★★

16) Avidan MS, et al：The Prevention of Delirium and Complications Associated with Surgical Treatments (PODCAST) study：protocol for an international multicentre randomised controlled trial. BMJ open, 4：2014

17) Girard TD, et al：MIND Trial Investigators. Feasibility, efficacy, and safety of antipsychotics for intensive care unit delirium：the MIND randomized, placebo-controlled trial. Crit Care Med, 38：428-437, 2010 ★★

18) Wang W, et al：Haloperidol prophylaxis decreases delirium incidence in elderly patients after noncardiac surgery：a randomized controlled trial*. Crit Care Med, 40：731-739, 2012 ★★★
   → 少量ハロペリドール投与により予防効果を示した二重盲検RCT

19) Page VJ, et al：Effect of intravenous haloperidol on the duration of delirium and coma in critically ill patients (Hope-ICU)：a randomised, double-blind, placebo-controlled trial. Lancet Respir Med, 1：515-523, 2013 ★★

20) van den Boogaard M, et al：Prevention of ICU delirium and delirium-related outcome with haloperidol：a study protocol for a multicenter randomized controlled trial. Trials, 14：400, 2013

21) Schrijver EJ, et al：Efficacy and safety of haloperidol prophylaxis for delirium prevention in older medical and surgical at-risk patients acutely admitted to hospital through the emergency department：study protocol of a multicenter, randomised, double-blind, placebo-controlled clinical trial. BMC Geriatr, 14：96, 2014

22) Yildizeli B, et al：Factors associated with postoperative delirium after thoracic surgery. Ann Thorac Surg, 79：1004-1009, 2005

23) Bellapart J, et al：Potential use of melatonin in sleep and delirium in the critically ill. Br J Anaesth, 108：572-580, 2012

24) de Rooij SE, et al：Melatonin prophylaxis in delirium：panacea or paradigm shift? JAMA Psychiatry, 71：364-365, 2014

25) Bourne RS, et al：Melatonin therapy to improve nocturnal sleep in critically ill patients：encouraging results from a small randomised controlled trial. Crit Care, 12：R52, 2008 ★★

26) Sultan SS：Assessment of role of perioperative melatonin in prevention and treatment of postoperative delirium after hip arthroplasty under spinal anesthesia in the elderly. Saudi J Anaesth, 4：169-173, 2010

27) Al-Aama T, et al：Melatonin decreases delirium in elderly patients：a randomized, placebo-controlled trial. Int J Geriatr Psychiatry, 26：687-694, 2011 ★★

28) Hatta K, et al：DELIRIA-J Group. Preventive effects of ramelteon on delirium：a randomized placebo-controlled trial. JAMA Psychiatry, 71：397-403, 2014 ★★

29) Jacobi J, et al：Task Force of the American College of Critical Care Medicine (ACCM) of the Society of Critical Care Medicine (SCCM), American Society of Health-System Pharmacists (ASHP), American College of Chest Physicians. Clinical practice guidelines for the sustained use of sedatives and analgesics in the critically ill adult. Crit Care Med, 30：119-141, 2002 Erratum in：Crit Care Med, 30：726, 2002

30) Kollef MH, et al：The use of continuous i.v. sedation is associated with prolongation of mechanical ventilation. Chest, 114：541-548, 1998 ★

31) Marcantonio ER, et al：The relationship of postoperative delirium with psychoactive medications. JAMA, 272：1518-1522, 1994

32) Dubois MJ, et al：Delirium in an intensive care unit：a study of risk factors. Intensive Care Med, 27：1297-1304, 2001

33) Pandharipande P, et al：Lorazepam is an independent risk factor for transitioning to delirium in intensive care unit patients. Anesthesiology, 104：21-26, 2006 ★

34) Pisani MA, et al：Characteristics associated with delirium in older patients in a medical intensive care unit. Arch Intern Med, 167：1629-1634, 2007 ★

35) Hsu YW, et al：Dexmedetomidine pharmacodynamics：part Ⅰ：crossover comparison of the respiratory effects of dexmedetomidine and remifentanil in healthy volunteers. Anesthesiology, 101：1066-1076, 2004

36) Alexopoulou C, et al：Effects of dexmedetomidine on sleep quality in critically ill patients：a pilot study. Anesthesiology, 121：801-807, 2014

37) Pandharipande PP, et al：Effect of sedation with dexmedetomidine vs lorazepam on acute brain dysfunction in mechanically ventilated patients：the MENDS randomized controlled trial. JAMA, 298：2644-2653, 2007 ★★
→ 内科・外科ICUの人工呼吸器患者106人を対象の二重盲検RCT．せん妄発症に有意差なし

38) Shehabi Y, et al：Prevalence of delirium with dexmedetomidine compared with morphine based therapy after cardiac surgery：a randomized controlled trial（DEXmedetomidine COmpared to Morphine-DEXCOM Study）. Anesthesiology, 111：1075-1084, 2009 ★★★
→ 心臓血管外科術後の人工呼吸器患者299人を対象の二重盲検RCT．せん妄期間は短縮

39) Riker RR, et al：SEDCOM (Safety and Efficacy of Dexmedetomidine Compared With Midazolam) Study Group. Dexmedetomidine vs midazolam for sedation of critically ill patients：a randomized trial. JAMA, 301：489-499, 2009 ★★★
→ 内科・外科ICUの人工呼吸器管理を24時間以上要する患者375人を対象とした二重盲検RCT．デクスメデトミジンがせん妄発症率を有意に低下させた

40) Maldonado JR, et al：Dexmedetomidine and the reduction of postoperative delirium after cardiac surgery. Psychosomatics, 50：206-217, 2009 ★★

41) Ruokonen E, et al："Dexmedetomidine for Continuous Sedation" Investigators. Dexmedetomidine versus propofol/midazolam for long-term sedation during mechanical ventilation. Intensive Care Med, 35：282-290, 2009 ★★

42) Jakob SM, et al：Dexmedetomidine for Long-Term Sedation Investigators. Dexmedetomidine vs midazolam or propofol for sedation during prolonged mechanical ventilation：two randomized controlled trials. JAMA, 307：1151-1160, 2012 ★★★

43) Pasin L, et al：Dexmedetomidine reduces the risk of delirium, agitation and confusion in critically ill patients：a meta-analysis of randomized controlled trials. J Cardiothorac Vasc Anesth, Jul 14, 2014

44) Early goal-directed sedation compared with standard care in mechanically ventilated critically ill patients：a prospective multicentre randomised controlled trial. ClinicalTrials.gov Identifier：NCT01728558

第3章 せん妄対策〜実際どうする？

6. せん妄を発症してしまった成人ICU患者に対して，どのように対応すべきか？

本澤大志，安田英人

Point

- せん妄治療の基本は早期リハビリテーションや環境因子の調整などの非薬物治療が主である
- 薬物治療を施行する場合には内服であればクエチアピン，静脈内投与であればハロペリドールが推奨される
- 人工呼吸管理中の鎮静ではデクスメデトミジンによりせん妄を減少させる可能性があるが，まだまだ根拠が不足している

はじめに

　成人ICU患者におけるせん妄が短期予後や長期予後に影響することは前項ですでに解説され，そのモニタリングや予防の重要性は理解していただいたと思う[1, 2]．ここではそのような努力も空しくせん妄を発症してしまった患者に対してどのように対応するべきか，ということに焦点を絞って解説をする（表1）．

1 せん妄治療のアウトカム

　各種方法におけるせん妄治療の効果を評価する際に，そのアウトカムとして重要なことは，そのせん妄治療によって，①せん妄期間を短縮できるのか，②せん妄を消失させられずともせん妄の程度を減少させることができるのか，③人工呼吸器装着期間，ICU滞在期間，病院入院期間の短縮につながるのか，④死亡率を減少させられるのか，⑤長期的な認知機能低下を防ぐことができるのか，などがある．集中治療において本来重要なアウトカムは死亡率であるが，せん妄治療介入方法による死亡率や長期予後への影響に関してはいまだに明確なデータがなく，短期予後である前者の研究が多いのが事実である[3〜5] [3, 4：LRCT]．

表1 ● 成人ICU患者のせん妄治療

せん妄治療の選択肢	1. 原疾患コントロール 2. サポート治療（非薬物治療，薬物治療，疼痛コントロール）
せん妄治療に対するアプローチ	1. 原病コントロール 2. 環境因子の調整 3. 早期リハビリテーション 4. 上記で改善しない場合は薬物治療（①非定型抗精神病薬：クエチアピン／リスペリドン／オランザピン，②ハロペリドール）

本稿では種々のせん妄治療アウトカムに注目しつつ，これまで報告されている臨床研究を参考にエビデンスに基づいた治療を検討する．

② せん妄の分類別の治療について

せん妄はさまざまな要因によって起こる"結果"である．よって本来はその患者・疾患ごとに介入方法を変える，いわゆる"テーラーメイド"な治療が必要である．しかし，そのような介入は事実上不可能であり，そのことがせん妄治療を困難に陥らせている原因でもある．ここではそこに少しでもメスを入れられるようにせん妄の分類に注目して頭を整理する．

せん妄にはさまざまな分類がある．疾患の経過による分類，精神運動行動による分類，その他の分類に分けられる．よく目にするのは精神運動行動による分類であるが，その他に重要なのはせん妄予備軍と言われているsubsyndromal deliriumである．subsyndromal deliriumを含めて非せん妄発生者においての治療介入は"予防"に位置づけられるために他稿に譲る．ここでは精神運動行動による分類，つまり過活動型せん妄と低活動型せん妄のみに注目する．

③ 薬物的せん妄治療

せん妄に対してこれまで臨床研究で報告されている薬物は表2に挙げるように多岐に渡る．小規模研究が多く，それが故に米国および本邦のガイドラインでもその推奨が異なっているのが現実である（表3）．そのような現状のなかでせん妄を発症してしまった患者に対してどのような薬剤を使用したらよいのかに関しては，慣れていない医療従事者こそ頭を悩ますのは必至であろう．さらにその頭を悩ます要素としては，エキスパートオピニオンの代表であるup to dateでも両ガイドラインとは異なった推奨をしているところにもある[6][LRCT]．そのような状況下で薬物的介入としてどのような薬剤を選択したらよいのか，

表2 ● これまでにせん妄治療に対して臨床研究された薬物

ハロペリドール[7] [LRCT]	リスペリドン[14]
クエチアピン[13]	オランザピン[5]
リバスチグミン[27] [LRCT]	デクスメデトミジン[3] [LRCT]
クロニジン[28]	ベンゾジアゼピン[19]
ジプラシドン[29]	クロルプロマジン[30]
メチルフェニデート[17]	メラトニン[31]

表3 ● 本邦および米国のせん妄治療に関するガイドラインの比較

	2013 PAD guidelines (SCCM)	J-PAD ガイドライン
せん妄に対する薬物治療	● 現在のところハロペリドールに関してICUでのせん妄期間短縮に有用とされるエビデンスを示した報告はない（No evidence） ● 非定型抗精神病薬の投与についてはICUせん妄期間短縮につながる可能性がある（C） ● ICUせん妄に対してコリンエステラーゼ阻害薬の使用は推奨されない（－1B） ● QT延長が懸念される患者においてハロペリドールや非定型抗精神病薬の使用は控えるべきと考えられる（－2C）	● 成人ICU患者のせん妄期間を短縮する有効な薬物治療に関するデータは少ない（0, C）
デクスメデトミジンの是非	● 人工呼吸管理中の成人ICU患者でせん妄に対して鎮静薬の持続静注投与が必要である場合，ベンゾジアゼピン系よりデクスメデトミジンの方がICUせん妄患者のせん妄期間短縮に優れていると考えられる（＋2B）	● 人工呼吸管理中の成人ICU患者でせん妄に対して鎮静薬の持続静注投与が必要である場合，せん妄期間短縮のためにわが国で承認された投与量でのデクスメデトミジンがベンゾジアゼピン系鎮静薬より望ましいかは不明である（0, C）

PAD：Pain Agitation Delirium guideline
SCCM：Society of Critical Care Medicine
J-PAD：Japanese-Pain Agitation delirium

そこにはどのような根拠があるのかをこれまでに報告されている臨床研究をもとに症例を示しながら解説をする．

症例　【過活動型せん妄の場合】
　70歳男性．急性腎盂腎炎による敗血症性ショックによりICU入室となった．カテコラミン離脱後から体動が激しくなり，過活動型せん妄と診断された．内服は可能，糖尿病の既往なし，QT延長なし．

　上記のような過活動型せん妄に対する薬物治療としては，ハロペリドールおよび非定型抗精神病薬が考慮される．

❹ ハロペリドール

　ハロペリドールは古くからせん妄に対して使用されている歴史ある薬剤であるが，実はその臨床効果は定かではない．

　ハロペリドールを非心臓手術の術後患者に予防的に使用した無作為化試験（randomized controlled trial：RCT）[7][LRCT]や，小児の熱傷患者への治療的なハロペリドールの使用経験をまとめた報告[8]はあるが，成人ICU患者に対して治療的使用を検討した研究は限られる．

　2013年に公表された2013 PAD guidelinesでは，ハロペリドールの使用についてエビデンスはないとしている．改定前の同ガイドラインを紐解いてみると，ハロペリドールは推奨度Level Cでせん妄の治療薬として推奨されていた．ただし，この根拠となった研究[9〜11]は8例の観察研究や，ケースレポートにすぎず，ハロペリドールの有用性を指示する根拠は不足している．ハロペリドールの安全性，有用性を評価した大規模なRCTは存在せず，2013 PAD guidelinesで述べられているとおり，現在のところハロペリドールが成人ICU患者のせん妄の治療に使用される根拠は乏しい．さらに，ハロペリドールにはQT延長などの副作用が多く[12]，致死的になることもあることから，非定型抗精神病薬が登場し，せん妄に対して臨床使用されるようになった．

❺ 非定型抗精神病薬

　せん妄治療に対する非定型抗精神病薬の代表的なものとしてクエチアピン，リスペリドン，オランザピンが挙げられる．

　ICUせん妄患者に対してのハロペリドールの使用量にクエチアピンの追加投与が寄与するかをプラセボと比較したRCT（n＝36）[13]では，クエチアピン群においてせん妄期間の短縮を認め，死亡率，ICU滞在期間については差を認めなかったとしている．また，リスペリドンについてはICUにおけるせん妄治療への使用の是非を検討した報告はなく，一般病棟におけるせん妄患者に対するハロペリドールとリスペリドンの治療結果を後向き研究にて比較した報告によれば[14]，両群においてせん妄の治療効果に対する有意差はなく，リスペリドン群の方が抗コリン薬の使用頻度が低かったとしている．

　唯一クエチアピンの有効性を示した研究も小規模であり[13]，まだまだ非定型抗精神病薬の歴史が浅いのは事実である．また，せん妄治療におけるハロペリドール使用量はそれほど多くなく，QT延長のリスクが低いとの報告もあることから[15]，ハロペリドールの使用を推奨しているグループもある[6]．さらにハロペリドールのせん妄に対する臨床効果が疑問視されているなかで，それと比較した非定型抗精神病薬の臨床効果も判定はできない．よって現段階では明らかな優劣をつけることはできないが，小規模の臨床研究を参考にすると下記のような推奨となる．

[過活動型せん妄の場合]
クエチアピン≧ハロペリドール・リスペリドン・オランザピン

症例【低活動型せん妄の場合】
　69歳女性．3度熱中症による昏睡にてICU入室となった．入室後，意識障害は改善傾向にあったが，第3病日より見当識の低下を認め，医療者との会話が消極的となり，低活動型せん妄と診断された．

　低活動型せん妄に対する治療介入の臨床研究はほとんど存在せず，まだまだエキスパートオピニオンが重用視される領域である．
　低活動型せん妄に対する薬物介入を検討した研究としては，ハロペリドール[16]やメチルフェニデート[17,18]についての研究が存在するが，どれも小規模な研究であり，臨床において使用する根拠とはなりにくい．
　低活動型せん妄に対しては非薬物治療が重要視されており，せん妄予防と同様に環境因子を調整し，離床の促進やリハビリの早期介入などを検討することが重要である．

[低活動型せん妄の場合]
薬物治療よりも非薬物治療を推奨

症例【アルコール離脱におけるせん妄の場合】
　43歳男性．アルコール性ケトアシドーシスの診断にてICU入室後，著明な発汗や幻覚が出現し，アルコール離脱症状に伴うせん妄を発症した．

　アルコール離脱せん妄に対しては，ベンゾジアゼピン系薬剤の投与が治療の第1選択とされている．プラセボと比較したRCTを集積したメタ解析[19]によれば，ベンゾジアゼピン系薬剤によりアルコール離脱せん妄の改善および痙攣の出現頻度が減少した．
　その他にデクスメデトミジンの報告がされている．ベンゾジアゼピン系薬剤にデクスメデトミジンの追加投与を検討した単施設RCTにおいて（n＝24）[20]，せん妄発症期間の短縮は認められなかったが，デクスメデトミジン投与群の方が短期的にはロラゼパムの投与量を減少することができたとする報告が挙げられる．デクスメデトミジンにはその他にも報告されており[21]，今後はより大規模な臨床研究が待たれるところである．
　また上記の薬剤の他にもカルバマゼピンなどのさまざまな薬剤が過去に研究対象となっており[22〜24]，治療効果を示唆する報告も認められる．しかしどれも小規模研究であり，まだまだ評価しがたい．

[アルコール離脱せん妄の場合]
ベンゾジアゼピン（＋デクスメデトミジン）＞カルバマゼピン

症例　【人工呼吸管理中で鎮静を考慮する場合】
　72歳男性．肺炎球菌性肺炎による敗血症性ショックにより，人工呼吸管理，ICU入室となった．第3病日から体動が激しくなり，十分な鎮痛にもかかわらず呼吸器との同調性が得られず鎮静管理が必要となった．

　すでに発症してしまったせん妄の治療において各鎮静薬の有効性を検討した報告は見当たらないが，2013 PAD guidelinesを中心にせん妄に対する各鎮静薬の有効性を比較する．
　2013 PAD guidelinesでは鎮静薬の選択として，プロポフォールないしデクスメデトミジンがより良い臨床成績をもたらす可能性があるとしている．その根拠として以下に示すRCTが引用されている．24時間以上人工呼吸管理が必要と思われる患者106名において，デクスメデトミジンとロラゼパムを比較した多施設二重盲検RCT[25]によれば，デクスメデトミジン群の方が非昏睡期間が有意に長く（10日 vs. 8日，$p<0.001$），また昏睡発生頻度も有意に低かった（63％ vs. 92％，$p<0.001$）．同様にデクスメデトミジンとミダゾラムを比較した多施設二重盲検RCTでは非せん妄期間が2.5日と1.7日（$p=0.002$）とデクスメデトミジン群で有意に長く，せん妄の発生頻度としても54％と76.6％（$p<0.001$）と有意に短かった[26] [LRCT]．
　一方でベンゾジアゼピン系と非ベンゾジアゼピン系薬剤による鎮静においてせん妄の発生率に差はないとする報告もある．24時間以上の人工呼吸管理施行が予測されている患者を対象にプロポフォール・ミダゾラムによる鎮静とデクスメデトミジンによる鎮静を多施設二重盲検RCTにて比較したMIDEX/PRODEX trial [3] [LRCT]によれば，デクスメデトミジンとミダゾラムではせん妄の発生率に有意差を認めなかった（28.7％ vs. 26.8％，$p=0.689$）．また，デクスメデトミジンとプロポフォールの比較では，プロポフォールの方がややせん妄発生頻度が高いものの有意差は認めなかった（29％ vs. 19％，$p=0.08$）．その他にも上記RCTを含めたメタ解析でも両群においてせん妄の有病率のリスク比が0.82（95％信頼区間：0.61〜1.11，$p=0.19$）とせん妄発生率に差はなかった[4] [LRCT]．
　以上から，人工呼吸管理中の鎮静においてデクスメデトミジンとプロポフォールはせん妄発生率の観点から鎮静薬として選択しやすいと考えられるが，ベンゾジアゼピン系薬剤についても明らかに劣勢であるとは言えない．現時点において推奨される鎮静薬をまとめると下記のようになる．

[人工呼吸管理中の鎮静]
デクスメデトミジン≧プロポフォール≧ベンゾジアゼピン

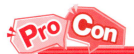

論点のまとめ

成人ICU患者のせん妄管理にデクスメデトミジンは有用か？

【賛成論】

デクスメデトミジンはミダゾラム・プロポフォールと比較して人工呼吸管理期間を短縮させ、せん妄発症頻度を減少させる可能性がある

【反対論】

- デクスメデトミジンはミダゾラム・プロポフォールと比較して，ICU滞在期間や死亡率に有意差を認めず，せん妄発症頻度についても有意差がなかったとする研究も多い
- ミダゾラム・プロポフォールと比較して，デクスメデトミジンにより徐脈や低血圧といった副作用の発生頻度が上昇する可能性がある

◆ 文献

1) Ely EW, et al：Delirium as a predictor of mortality in mechanically ventilated patients in the intensive care unit. JAMA, 291：1753-1762, 2004 ★

2) Thomason JW, et al：Intensive care unit delirium is an independent predictor of longer hospital stay：a prospective analysis of 261 non-ventilated patients. Crit Care, 9：R375-381, 2005 ★

必読 3) Stephan M Jakob, et al：Dexmedetomidine vs midazolam or propofol for sedation during prolonged mechanical ventilation two randomized controlled trials. JAMA, 307：1151-1160, 2012 ★★★

4) Gilles L, et al：Benzodiazepine versus nonbenzodiazepine-based sedation for mechanically ventilated, critically ill adults：a systematic review and meta-analysis of randomized trials. Crit Care Med, 41：S30-38, 2013 ★★★

5) Skrobik YK, et al：Olanzapine vs haloperidol：treating delirium in a critical care setting. Intensive Care Med, 30：444-449, 2004 ★★

6) Joseph Francis, Jr, et al：Prevention, treatment, and prognosis. Available at：www.uptodate.com Accessed 14 October 2014 ★★★

7) Wang W, et al：Haloperidol prophylaxis decreases delirium incidence in elderly patients after noncardiac surgery：A randomized controlled trial. Crit Care Med, 40：731-739, 2012 ★★★

8) Brown RL, et al：The use of haloperidol in the agitated, critically ill pediatric patient with burns. J Burn Care Rehabil, 17：34-38, 1996 ★

9) Seneff MG, et al：Use of haloperidol infusions to control delirium in critically ill adults. Ann Pharmacother, 29：690-693, 1995

10) Riker RR, et al：Continuous infusion of haloperidol controls agitation in critically ill patients. Crit Care Med, 22：433-440, 1994

11) Tesar GE, et al：Use of high-dose intravenous haloperidol in the treatment of agitated cardiac patients. J Clin Psychopharmacol, 5：344-347, 1985

12) Wilt JL, et al：Torsade de pointes associated with the use of intravenous haloperidol. Ann Intern Med, 119：391-394, 1993

13) Devlin JW, et al：Efficacy and safety of quetiapine in critically ill patients with delirium：A prospective, multicenter, randomized, double-blind, placebo-controlled pilot study. Crit Care Med, 38：419-427, 2010 ★★

14) Liu CY, et al：Efficacy of risperidone in treating the hyperactive symptoms of delirium. Int Clin Psychopharmacol, 19：165-168, 2004

15) Lonergan E, et al：Antipsychotics for delirium. Cochrane Database Syst Rev, 2007

16) Platt MM, et al：Efficacy of neuroleptics for hypoactive delirium. J Neuropsychiatry Clin Neurosci, 6：66, 1994

17) Gagnon B, et al：Methylphenidate hydrochloride improves cognitive function in patients with advanced cancer and hypoactive delirium：a prospective clinical study. J Psychiatry Neurosci, 30：100-107, 2005

18) Morita T, et al：Successful palliation of hypoactive delirium due to multi-organ failure by oral methylphenidate. Support Care Cancer, 8：134-137, 2000

19) Mayo-Smith MF, et al：Pharmacological management of alcohol withdrawal. A meta-analysis and evidence-based practice guideline. American Society of Addiction Medicine Working Group on Pharmacological Management of Alcohol Withdrawal. JAMA, 278：144-151, 1997

20) Mueller SW, et al：A randomized, double-blind, placebo-controlled dose range study of dexmedetomidine as adjunctive therapy for alcohol withdrawal. Crit Care Med, 42：1131-1139, 2014 ★★

21) Crispo AL, et al：Comparison of clinical outcomes in nonintubated patients with severe alcohol withdrawal syndrome treated with continuous-infusion sedatives：dexmedetomidine versus benzodiazepines. Pharmacotherapy, 34：910-917, 2014

22) Stuppaeck CH, et al：Carbamazepine versus oxazepam in the treatment of alcohol withdrawal：a double-blind study. Alcohol Alcohol, 27：153-158, 1992 ★★

23) Horwitz RI, et al：The efficacy of atenolol in the outpatient management of the alcohol withdrawal syndrome. Results of a randomized clinical trial. Arch Intern Med, 149：1089-1093, 1989 ★★

24) Kuhr BM, et al：Prolonged delirium with propanolol. J Clin Psychiatry, 40：198-199, 1979

必読 25) Pandharipande PP, et al：Effect of sedation with dexmedetomidine vs lorazepam on acute brain dysfunction in mechanically ventilated patients：the MENDS randomized controlled trial. JAMA, 298：2644-2653, 2007 ★★

必読 26) Richard R, et al：Dexmedetomidine vs midazolam for sedation of critically ill patients a randomized trial. JAMA, 301：489-499, 2009 ★★★

必読 27) Van Eijk MM, et al：Effect of rivastigmine as an adjunct to usual care with haloperidol on duration of delirium and mortality in critically ill patients：a multicentre, double-blind, placebo-controlled randomised trial. Lancet, 376：1829-1837, 2010 ★★★

28) Verner L, et al：Clonidine supplemented analgesia and sedation in prevention of postoperative delirium. Anasth Intensivther Notfallmed, 25：274-280, 1990

29) Girard TD, et al：Feasibility, efficacy, and safety of antipsychotics for intensive care unit delirium：the MIND randomized, placebo-controlled trial. Crit Care Med, 38：428-437, 2010 ★★

30) Breitbart W, et al：A double-blind trial of haloperidol, chlorpromazine, and lorazepam in the treatment of delirium in hospitalized AIDS patients. Am J Psychiatry, 153：231-237, 1996 ★★

31) Bourne RS, et al：Melatonin therapy to improve nocturnal sleep in critically ill patients：encouraging results from a small randomised controlled trial. Crit Care, 12：R52, 2008 ★★

第3章 せん妄対策〜実際どうする？

7. ICUにおいて，非薬物的せん妄対策プロトコルはせん妄発症や期間を減少させるために使用すべきか？

古賀雄二

Point
- 早期離床，睡眠環境調整，音楽療法の有効性が認められている
- せん妄のリスクファクターの把握と，包括的管理が重要である
- 非薬物的ケアには基本的な看護の視点が重要である

はじめに

　本稿では，J-PADガイドラインに示されている非薬物的睡眠促進，環境調整，音楽療法などの有効性について解説する．そして，現場からのアドバイスとして，その他の非薬物的ケアの導き方を，4つの視点を用いて説明する．

1 J-PADガイドラインにおける非薬物的せん妄対策

　非薬物的せん妄対策としてJ-PADガイドライン[1]では，早期離床（第4章参照），睡眠環境調整，音楽療法の有効性が示されている．

1) 早期離床

　せん妄の発症と持続期間を減らすために，可能な場合はいつでも早期離床を促すことが推奨されている（第4章参照）．

2) 睡眠環境調整

　ICU患者の睡眠障害は，せん妄の重要なリスクファクターである．J-PADガイドライン[1]

では，環境整備（窓の位置，壁の色，光，雑音など）によってせん妄持続期間が短縮したという報告[2]や，入眠時の耳栓の使用がせん妄または錯乱のリスクを減少させたという報告[3]をもとにICU環境調整を推奨している[1]．非薬物的ケアは，薬物的ケア（睡眠導入薬や睡眠確保を目的とした鎮静薬使用など）と組み合わせることも重要である．非薬物的ケアとして，夜間の光の最小化，テレビを消す，処置を日中にまとめる，日中はサーカディアンリズムと夜間の睡眠維持のために窓のブラインドを開放，過度の昼寝予防，早期離床の促進，眠前のカフェイン摂取量を最小限にするなどの介入を行い，薬物的ケアとしてベンゾジアゼピンやオピオイドなどのルーチン使用を制限した独自のプロトコルに沿った鎮静管理を組み合わせた介入により，睡眠の質に変化はないものが，せん妄・昏睡の発症率は減少し，せん妄または昏睡でない日数が増加したとの報告[4]がある．

3）音楽を使用した介入

患者の不安や雑音への環境対策として，音楽を使用した介入も推奨されている．患者のタイミング（不安やリラックスしたいとき，音楽を聴きたいときなど）に好きな曲を聴くことで，不安や鎮静薬使用量が減少した[5][LRCT]．バッハやベートーベン，ブラームス，ショパンなどのゆったりとした音楽により，鎮静深度を変えることなくオピオイドの必要量が減少し，ACTH/コルチゾール比の上昇やコルチゾールとプロラクチンの血中濃度の減少，コルチゾール反応者における血中メチオニン-エンケファリン含有量の逆相関が認められた[6]．モーツァルトのピアノソナタを使った介入研究では，鎮静薬の必要量減少，血中IL-6およびエピネフリンの減少，成長ホルモンの増加が認められた[7]．

日本と欧米の文化の違いや，日本には音楽セラピストが存在しないなどの違いがあるため，これらの結果をそのまま日本の医療現場に適応できるとは限らない．しかし，患者の不安や環境調整策として患者の好みを尊重した音楽介入を行うことは日常的に行われており，その重要性を裏付ける結果と捉えることができる．

❷ 現場からのアドバイス

J-PADガイドラインにおける非薬物的せん妄対策は，前述の早期離床，睡眠環境調整，音楽療法など，エビデンスに基づくケアが挙げられるが，これだけで十分とは言えないだろう．せん妄のリスクファクターの2つの捉え方，および，PEACEモデル，ニード階層理論と情緒発達理論をもとに現場で実施可能な非薬物的せん妄対策について解説する．

1）修正可能なリスクファクターか否かの視点からみた非薬物的ケア

せん妄にはさまざまなリスクファクターが存在するが（p100 表），Van Rompaeyらは

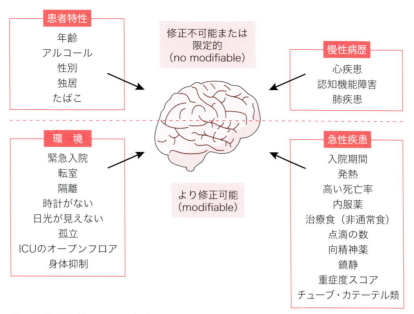

図1 ● 修正可能か否かの視点からみたせん妄リスクファクター
文献8より引用

ICU患者のせん妄リスクファクターを,修正可能性により分類して捉えている(図1)[8].患者特性や慢性疾患に起因するリスクファクターは,介入により修正することが不可能または修正効果が限定的である(no modifiable)とし,環境や急性疾患に起因するリスクファクターは,より修正可能(modifiable)であるとしている.特に,環境や食事などは臨床現場では比較的調整しやすい非薬物的ケアと言えるが,看護師の関与が重要となる.

また,症例ごとの対応評価においても,予想されるリスクファクターが(no) modifiableのいずれかに該当するのかを考慮しなければ,適切な介入評価を行うことができず過小評価してしまう可能性がある.

2) 医原性リスク管理の視点からみた非薬物的ケア(包括的患者管理モデル・医原性リスク低減戦略としてのABCDEFバンドルの活用)

Smithらは,せん妄リスクファクターを宿主因子,重症疾患因子,医原性因子に分類して捉えている[9].Vasilevskisらは,Sepsis患者をモデルとして,人工呼吸や鎮静のデメリット,ICU-AD(ICU-acquired Delirium:ICUせん妄),ICU-AW(ICU-acquired Weakness)の4つの医原性リスクが負のサイクルを形成し,患者の生命予後と長期的QOLの悪化につながることを説明した(図2)[10].これらの医原性リスクは,その時点での治療から生じたり,病態と深く関連しているため,完全に予防することはできない.しかし,それぞれにリスク低減策は存在するため,これらの医原性リスク低減策を組み合わせた包括的患者管理指針がABCDEバンドル(表1)である.ABCDEバンドルはsepsis患者,つ

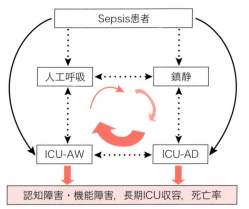

図2 ● Sepsis患者のICUせん妄・ICU-AWの関係図
文献10より引用

表1 ● ABCDEFバンドル

A：毎日の覚醒トライアル
B：毎日の呼吸器離脱トライアル
C：AとBのコーディネーション，鎮痛・鎮静薬の選択
D：せん妄モニタリングとマネジメント
E：早期離床
F：家族のかかわり

(Awakening and Breathing Coordination of daily sedation and ventilator removal trials；Choice of sedatives；Delirium monitoring and management；and Early mobility and Exercise, F：Family involvement

まり高サイトカイン血症の状態にある患者をモデルとして説明しており，ICU患者全般を対象としている．そして，ABCDEのいずれかの要素に特化した介入を行っても患者の回復を十分に支えることはできず，すべての要素に関与していく必要があることを示しており，包括的ICU患者管理モデルと呼ぶことができる．ABCDEバンドルの実践により，せん妄低減だけでなく早期離床の拡大，人工呼吸期間の短縮を認め，事故抜管は増加しなかったとの報告がある[11][LRCT]．

J-PADガイドラインはABCDEバンドルの鎮痛・鎮静・せん妄管理の要素を補完する関係にあり，双方に薬物的ケアと非薬物的ケアが存在する．非薬物的ケアとして，ABCDEバンドルは痛み・知覚・見当識・睡眠のケアを，J-PADガイドラインは睡眠促進戦略やリラクゼーションセラピーの重要性を示している[1]．

せん妄はドパミン作動性経路とコリン作動性経路の不均衡の結果[12]であるため，せん妄ケアとは交感神経・副交感神経の不均衡に対する自律神経ケア（comfortケア）として理解可能である（図3）．つまり，discomfort（苦痛・不快感）やトータルペイン（全人的痛み）ケアなどの従来から行われてきた看護ケアが非薬物的介入として意味づけられる可能性を示している．また，社会的かかわりの不足に対する家族のかかわり（Family involvement）も重要である．家族（重要他者）の存在は，患者のトータルペインの緩和にもつながるだろう．ABCDEの要素に加え，家族の力を引き出すかかわりも含めてABCDEFバンドル[13, 14]と表現されはじめていることは，包括的患者管理の概念が拡大・深化していることを示している．

3）せん妄予防戦略としてのPEACEモデルからみた非薬物的ケア

American Association of Critical Care Nurses（AACN）は，せん妄予防戦略として"Give PEACE a Chance"を提唱している．Physiologic（生理的），Environmental（環

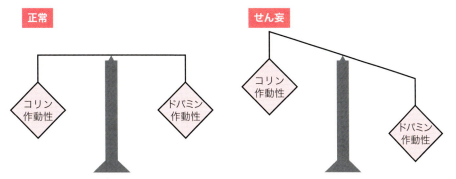

図3 せん妄はドパミンとコリンの不均衡の結果である
文献12より引用

表2 基本的看護の構成要素

1. 患者の呼吸を助ける.
2. 患者の飲食を助ける.
3. 患者の排泄を助ける.
4. 歩行時および座位, 臥位に際して患者が望ましい姿勢を保持するよう援助する. または患者が1つの体位から他の体位へと身体を動かすのを助ける.
5. 患者の休息と睡眠を助ける.
6. 患者が衣類を選択したり, 着たり脱いだりするのを助ける.
7. 患者が体温を正常範囲内に保つのを助ける.
8. 患者が身体を清潔に保ち, 身だしなみよく, または皮膚を保護するのを助ける.
9. 患者が環境の危険を避けるのを助ける. または感染や暴力など, 特定の患者がもたらすかもしれない危険から他の者を守る.
10. 患者が他者に意思を伝達し, 自分の欲求や気持ちを表現するのを助ける.
11. 患者が自分の信仰を実践する, あるいは, 自分の是なくの考え方にしたがって行動するのを助ける.
12. 患者の生産的な活動あるいは職業を助ける.
13. 患者のレクリエーション活動を助ける.
14. 患者が学習するのを助ける.

文献16より引用

境), ADLs/Sleep (ADLと睡眠), Communication (コミュニケーション), Education/Evaluation (教育と評価) の頭文字をとってPEACEモデルと表現される[14, 15]. これに含まれる要素は, 他のリスクファクター分類 (図1, p.100 表) と共通するが, 特にADL (activity of daily living：日常生活行動) と睡眠の概念に注目すべきである. これは, バージニア・ヘンダーソンが示した基本的看護の構成要素 (表2)[16] の中の「患者が体を動かすのを助ける」こと, 「患者の休息と睡眠を助ける」ことを指す. つまり, 看護師は, 「活動と休息の調整」という概念をもっているが, これを3つの枠組みで調整していると考える. 3つの枠組みとは, ①早期離床を含めた日常生活に伴う運動・活動の負荷や安静度の評価などの局時的枠組みにおける活動と休息の調整 (活動と休息のバランス), ②局所的な運動・活動間の間隔調整や睡眠調整などの24時間の枠組みでの活動と休息の調整 (活

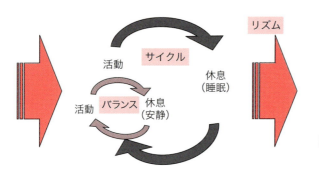

図4 ● 活動と休息のバランス・サイクル・リズム

動と休息のサイクル），さらに③前後の24時間の枠組みとの関係や患者個人の特性（サーカディアンリズム，睡眠覚醒パターン，闘病・生活行動・リハビリへの意欲，性格，家族との関係などのいわば全人的リズム）を考慮した活動と休息の調整（活動と休息のリズム）である（図4）．

また，活動と休息の調整だけでなく，基本的看護の構成要素（表2）をみると，非薬物的ケアとは看護の視点そのものであると解釈することができ，集中治療の現場におけるエビデンスに乏しい非薬物的ケアとは何か，を解釈するための視点となると考える．

4）ニード階層理論と情緒発達理論からみた非薬物的ケア

せん妄がドパミン作動性経路とコリン作動性経路の不均衡の結果（図3）から生じるため，せん妄ケアとは交感神経・副交感神経の不均衡に対する自律神経ケアであることは前述した．この考え方は，J-PADガイドラインにおけるせん妄以外の痛み・不穏（興奮）にも適応できると考える．痛み・不穏（興奮）・せん妄は，自律神経の変調の原因，またはその結果であり，患者のニード充足の自律性が阻害された結果であると考える．

Jacksonは，マズローのニード階層理論をクリティカルケアに適応した（図5）[17]．生理的欲求，安全の欲求，所属と愛の欲求，尊重の欲求，自己実現の5つの階層を用いて，ICUとPost-ICUケアニードの階層を示すとともに，これが人間の統合的モデルであり，統合的ケアの枠組みであり，学際的（interdisciplinary）チーム統合の枠組みであると説明した．

そして私見であるが，このニード充足の自律性が阻害された状態を「Pain」と表現すべきと考える．人間の生物的・本能的な反応としてPainを捉えようとすると，Bridgesの情緒分化理論（図6）[18, 19]を応用した捉え方ができるかもしれない．人間の情緒は，誕生時の興奮（Agitation）から始まり，不快（Discomfort），快（Comfort）の順でそれ以降も分化していく．つまり，Painは根源的な情緒である興奮・不快・快の正常反応もしくは過剰・過小反応（自律神経の変調）と捉えることができるのではないだろうか．Discomfort（交感神経過剰刺激）の改善とComfort（副交感神経優位化）の追求を通したAgitation（興奮）の適正化のプロセスがクリティカルケアであり，その中の薬剤を用いないものす

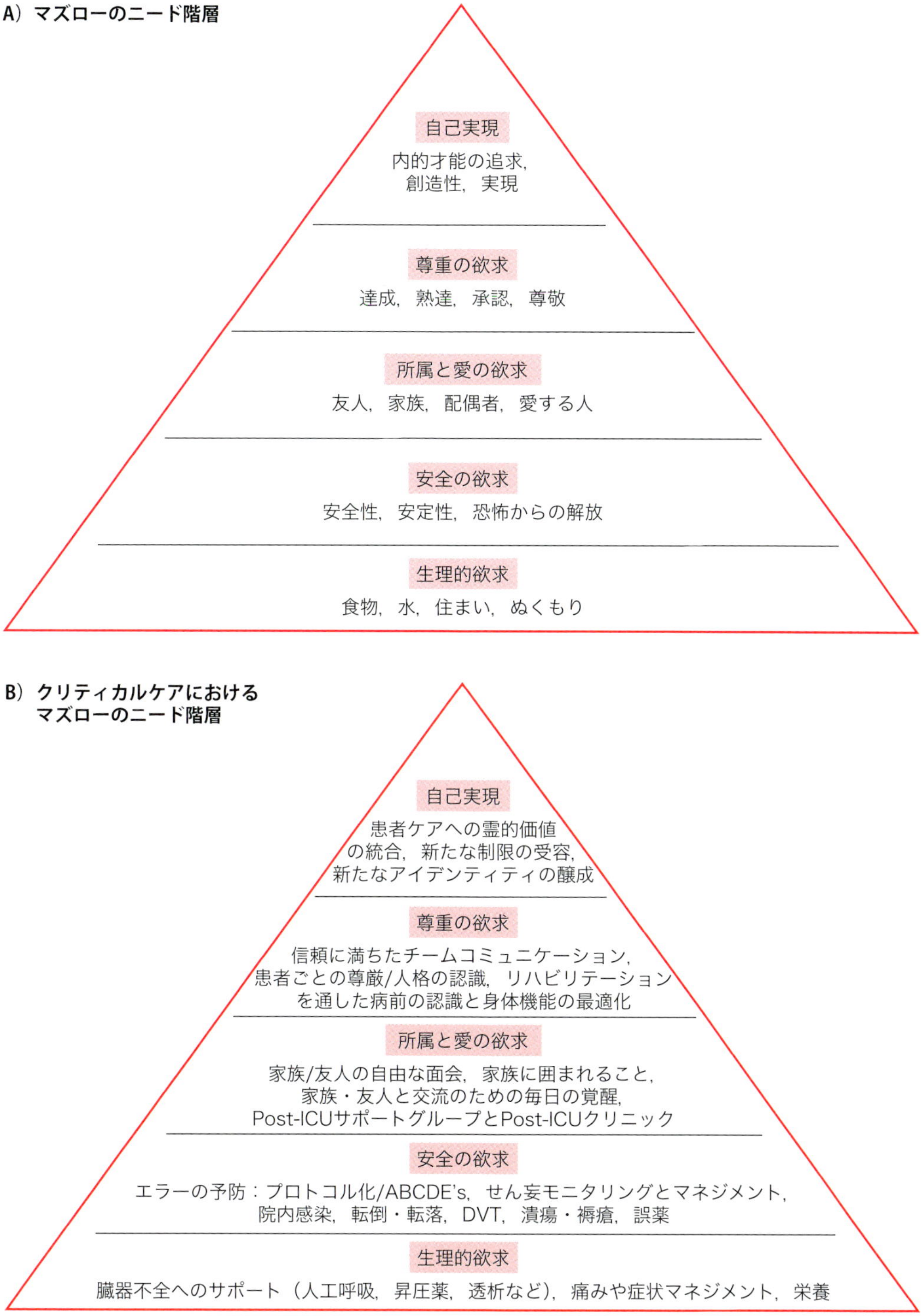

A) マズローのニード階層

- **自己実現**: 内的才能の追求, 創造性, 実現
- **尊重の欲求**: 達成, 熟達, 承認, 尊敬
- **所属と愛の欲求**: 友人, 家族, 配偶者, 愛する人
- **安全の欲求**: 安全性, 安定性, 恐怖からの解放
- **生理的欲求**: 食物, 水, 住まい, ぬくもり

B) クリティカルケアにおけるマズローのニード階層

- **自己実現**: 患者ケアへの霊的価値の統合, 新たな制限の受容, 新たなアイデンティティの醸成
- **尊重の欲求**: 信頼に満ちたチームコミュニケーション, 患者ごとの尊厳/人格の認識, リハビリテーションを通した病前の認識と身体機能の最適化
- **所属と愛の欲求**: 家族/友人の自由な面会, 家族に囲まれること, 家族・友人と交流のための毎日の覚醒, Post-ICUサポートグループとPost-ICUクリニック
- **安全の欲求**: エラーの予防：プロトコル化/ABCDE's, せん妄モニタリングとマネジメント, 院内感染, 転倒・転落, DVT, 潰瘍・褥瘡, 誤薬
- **生理的欲求**: 臓器不全へのサポート（人工呼吸, 昇圧薬, 透析など）, 痛みや症状マネジメント, 栄養

図5 ● マズローのニード階層とクリティカルケアにおけるマズローのニード階層
文献17 著者（James C Jackson）の翻訳許諾を得て和訳・作成

第3章 7 ICUにおいて，非薬物的せん妄対策プロトコルはせん妄発症や期間を減少させるために使用すべきか？

重症患者の痛み・不穏・せん妄 実際どうする？

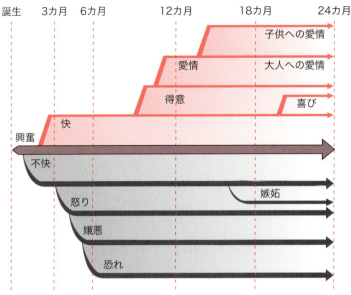

図6 ● 情緒の分化図式（文献19を参考に作成）

べてが非薬物的ケアになりうると考える．クリティカルケア領域の患者は，疾患・治療上の理由から高次機能を障害・抑制され，痛みや不快の自己評価（Self-report）が困難となりやすい．そうした患者の潜在的なPainの抽出とケアは，こうした視点で行う必要があると考える．

　ICUケア・PADケアとは薬物的・非薬物的・機器管理的に交感神経・副交感神経を介して興奮の適正化を行うものであり，筆者は看護師であるが，看護師が行うすべてのかかわりが，「ニード充足の自律性の促進，ニード充足の阻害された状態の評価と充足支援」であると考える．つまり，ICUにおいて日常的に看護師が行うケアは，個別にエビデンスは示されてはいないが，包括的・統合的にはすでに裏付けられていると解釈可能であると考える．

❸ おわりに

　J-PADガイドラインにおける非薬物的ケアと，そこには記載されていないが患者に提供されるべき非薬物的ケアの見出し方について述べた．非薬物的ケアの主たる担い手である看護師が，痛み・不穏（興奮）・せん妄をどのように評価・解釈し，介入につなげていくのか，その視点が問われている．

文献

1) 日本集中治療医学会 J-PAD ガイドライン作成委員会:日本版・集中治療室における成人重症患者に対する痛み・不穏・せん妄管理のための臨床ガイドライン. 日集中医誌, 21:539-579, 2014

2) Zaal IJ, et al:Intensive care unit environment may affect the course of delirium. Intensive Care Med, 39:481-488, 2013

3) Van Rompaey B, et al:The effect of earplugs during the night on the onset of delirium and sleep perception:a randomized controlled trial in intensive care patients. Crit Care, 16:R73, 2012 ★★

4) Kamdar BB, et al:The effect of a quality improvement intervention on perceived sleep quality and cognition in a medical ICU. Crit Care Med, 41:800-809, 2013 ★

5) Chlan LL, et al:Effects of patient-directed music intervention on anxiety and sedative exposure in critically ill patients receiving mechanical ventilatory support:a randomized clinical trial. JAMA, 309:2335-2344, 2013 ★★★

6) Beaulieu-Boire G, et al:Music and biological stress dampening in mechanically-ventilated patients at the intensive care unit ward-a prospective interventional randomized crossover trial. J Crit Care, 28:442-450, 2013 ★★

7) Conrad C, et al:Overture for growth hormone:requiem for interleukin-6? Crit Care Med, 35:2709-2713, 2007 ★★

8) Van Rompaey B, et al:Risk factors for delirium in intensive care patients:a prospective cohort study. Crit Care, 13:R77, 2009 ★

9) Smith HA, et al:Delirium:an emerging frontier in the management of critically ill children. Anesthesiol Clin, 29:729-750, 2011

10) Vasilevskis EE, et al:Reducing iatrogenic risks:ICU-acquired delirium and Weakness -crossing the quality chasm. Chest, 138:1224-1233, 2010

11) Balas MC, et al:Effectiveness and Safety of the Awakening and Breathing Coordination, Delirium Monitoring/Management, and Early Exercise/Mobility Bundle. Critical Care Medicine, 42:1024-1036, 2014 ★★★

12) 「ICUのせん妄」(Valerie Page & E Wesley Ely/著, 鶴田良介, 古賀雄二/監訳), 金芳堂, 2013

13) http://www.icudelirium.org/

14) http://www.aacn.org/wd/csi/docs/FinalProjects/CollaborateToExtubate-MassGenHosp-Boston-Presentation.pdf

15) Balas MC, et al:Management of delirium in critically ill older adults. Crit Care Nurse, 32:15-26, 2012

16) 「看護の基本となるもの」(バージニア・ヘンダーソン/著, 湯槇ます, 小玉香津子/訳), 日本看護協会出版会, 1995

17) Jackson JC, et al:Improving patient care through the prism of psychology:application of Maslow's hierarchy to sedation, delirium, and early mobility in the intensive care unit. J Crit Care, 29:438-444, 2014

18) Bridges, KMB:Emotional development in early years. Child Development, 3:324-341, 1932

19) 島田俊秀, 他:幼児の社会的・感情的発達に関する研究(Ⅲ)-感情的発達を中心に-. 鹿児島大学教育学部研究紀要 人文・社会科学編, 36:331-350, 1985

第4章

リハビリテーション
～実際どうする？

第4章 リハビリテーション～実際どうする？

1. ICUにおいて，せん妄の発現抑制あるいは期間短縮を目的に早期リハビリテーション介入を行うべきか？

神津 玲

Point

- せん妄の発症や期間を減少させるために早期からのリハビリテーション介入が推奨されている
- 早期リハビリテーションは四肢や体幹の運動と離床（早期モビライゼーション）を中心に構成される
- 重症患者に対する早期リハビリテーションによって，せん妄の発症や期間の減少，身体機能や日常生活活動の早期回復，人工呼吸期間やICU入室期間の短縮が認められている
- 早期リハビリテーションは重症患者においても安全に実施可能であることが示されている

はじめに

重症患者を対象としたせん妄の予防と管理において，早期リハビリテーションの有効性が示され，米国集中治療医学会「痛み・不穏・せん妄管理ガイドライン（以下，2013 PAD guidelines）」[1]，および日本集中治療医学会「日本版・集中治療室における成人重症患者に対する痛み・不穏・せん妄管理のための臨床ガイドライン（以下，J-PADガイドライン）」[2]にてその介入が推奨されている．その根拠は，早期からの運動や積極的な離床によって，せん妄の発症や期間が減少したとする臨床研究に基づいている[3,4]．ここでは，ICU患者に対する早期リハビリテーションの有効性とそのエビデンスについて解説する．

1 ICU患者における早期リハビリテーションの必要性

急速な高齢化と急性期医療の進歩を背景に，救命された高齢および重症患者が増加して

いる．中でもICUで管理される患者は，鎮静とベッド上安静臥床を強いられるとともに，臥床期間が長期化しやすく，起立耐性能低下，筋量・筋力・骨密度の低下，関節拘縮，呼吸器合併症，睡眠および精神障害などの弊害（廃用症候群）を容易に合併する．特に筋力低下や疲労，運動耐容能低下によって特徴付けられる運動機能障害は，患者の身体機能や生活の質（quality of life），職場復帰の能否と密接に関連している[5]．最近では，ICU-acquired weakness（ICU-AW）で総称される重症患者に生じる全身的な神経筋障害の存在が明らかになっている[6]．ICU-AWは回復後の機能障害に関与し，長期予後にも影響する重大な問題である．このように重症患者の機能障害の残存と遷延化が明らかとなり，予後予測に基づいた早期からのリハビリテーション介入によってこうした弊害を予防あるいは最小限にとどめることの必要性が認識されている．

❷ 早期リハビリテーションにはどのようなプログラムがあるのか？

ICUにおける早期リハビリテーションは通常，理学療法が主体となる．体位管理や排痰支援といった呼吸理学療法に加えて，ベッド上での四肢（および体幹）の運動，早期からの積極的な離床（座位，立位，歩行練習など），ベッド上ADL（activities of daily living, 日常生活活動，整容，洗面や歯みがきなど）の援助を中心として構成される．中でも運動と早期離床の組み合わせは早期モビライゼーション（early mobilization）と呼ばれており，最も重要な手段に位置づけられている．

❸ 早期リハビリテーションはせん妄に関してどのような効果が期待できるのか？

早期リハビリテーションによって，人工呼吸管理が行われたICU患者の身体運動機能およびADLの早期改善，人工呼吸期間，ICU入室ならびに入院期間の短縮が認められているが（表）[7]，死亡率の低下は示されていない．

せん妄に関しては，発症患者の割合が減少したことが示されている[3,4]．2013 PAD guidelines[1]およびJ-PADガイドライン[2]では，せん妄の発生頻度や期間を減少させるために遂行可能であればいつでも早期リハビリテーションの実施を推奨している．その根拠となったSchweickertらの研究報告[3]では当初，患者の身体機能予後を改善させることを目的とした非薬物的介入としてその臨床効果が検討されたが，介入群において毎朝の鎮静中断に基づいて積極的に早期離床を進めた結果としてせん妄の発症とその期間の減少が得られたものである．

表 ● 早期リハビリテーションの有効性

研究報告 (ランダム化比較試験)	アウトカム 指標	エンドポイント	対照群 (平均(SD)/ 中央値(範囲))	介入群 (平均(SD)/ 中央値(範囲))	群間の 有意差
身体機能					
Schweickert et al	Barthel Index (ADLスコア)	退院時	55 (0〜58)	75 (7.5〜95)	p = 0.05
Chiang et al		第3, 6週目	0.0 (0.0〜8.8)	35 (20〜55)	p < 0.05
生活の質					
Burtin et al	SF-36	退院時	15 (14〜23)	21 (18〜23)	p < 0.01
Delaney et al		第10, 30日目, 退院時	66 ± 24.3	64.8 ± 23.4	p > 0.05
末梢骨格筋力					
Routsi et al	MRCスコア	ICU退室時	52 (2〜60)	58 (33〜60)	p < 0.05
Schweickert et al		退院時	48 (0〜58)	52 (25〜58)	p > 0.05
呼吸筋力					
Chiang et al	最大吸気圧	第3, 6週目	30 cm H_2O (25.0 〜42.0)	60 cm H_2O (40.5 〜71.5)	p < 0.05
Porta et al		不明	42 ± 15 cm H_2O	52 ± 20 cm H_2O	p > 0.05
人工呼吸器非装着期間					
Routsi et al	人工呼吸器非装 着ICU日数	ICU退室時	6 (0〜41)	4 (0〜16)	p < 0.01
Schweickert et al		入院28病日目	21.1 (0.0〜23.8)	23.5 (7.4〜25.6)	p = 0.05
Burtin et al		ICU退室時	34	30	p > 0.05
入院期間					
Schweickert et al	入院日数	退院時	12.9 (8.9〜19.8)	13.5 (8.0〜23.1)	p > 0.05
Burtin et al		退院時	40 (28〜49)	36 (28〜47)	p > 0.05
Muehling et al		退院時	11 (8〜45)	10 (6〜49)	p < 0.05
Muehling et al		退院時	11 (8〜24)	10 (8〜49)	
Delaney et al		退院時	7.1 ± 4.8 d	5.4 ± 2.5	p < 0.05
ICU在室期間					
Routsi et al	ICU在室期間 (日/時間)	ICU退室時	22 d (2〜92)	14 d (4〜62)	p > 0.05
Schweickert et al		ICU退室時	79 d (6.1〜12.9)	5.9 d (4.5〜13.2)	p > 0.05
Burtin et al		ICU退室時	14 d (8〜26)	11 d (5〜21)	p > 0.05
Muehling et al		ICU退室時	32 hr (12〜293)	20 hr (14〜336)	p > 0.05
Muehling et al		ICU退室時	41 hr (12〜129)	20 hr (14〜336)	p > 0.05
Nava et al		ICU退室時	33.2 ± 11.7 d	38.1 ± 14.3 d	p > 0.05

MRC = Medical Research Council
RCT 10論文のメタ・アナリシス
(文献7より引用)

❹ 早期リハビリテーションは危険ではないのか？

　全身状態が不安定な重症患者への早期リハビリテーション，特に早期モビライゼーションの安全性が懸念されるところである．いくつかの臨床研究でリハビリテーション実施中の有害事象が調査されており，その発生頻度は1～16％の範囲であった[2]．これらのほとんどは身体運動に伴う生理学的変化として予測できる範疇の事象であり，いずれも特別な処置を要さなかったとされている．大腿動脈あるいは静脈に留置されたカテーテルの存在は，座位や立位などの制限となりやすいが，カテーテルに関連する有害事象は0％（静脈カテーテルにおいて95％CIの上限2.1％）であり，著者らは同部位のカテーテル挿入留置例に対しては無条件に離床を制限すべきでないと結論している[8]．

　以上より，早期モビライゼーションの安全性は比較的高いと考えられるが，実際の適用にあたっては自覚症状や呼吸循環状態の十分なモニタリング下に，ラインやドレーンの抜去，座位や立位での起立性低血圧，転倒・転落に十分な注意を払うとともに，急変時の速やかな対応についての取り決めを行う必要がある．

リハビリテーションと専門職

　リハビリテーションとは，おもに運動機能障害を対象として，その治療的介入を行うとともに，疾患あるいは機能障害によって生じたADLの障害に対して残存能力を最大限に活用して，対象患者が再び家庭や社会へ復帰できるように援助する医療である．それにはいくつかの治療介入手段があり，運動療法や（温熱・電気刺激などを利用する）物理療法を中心として基本的なADL（起居・移動動作など）および身体運動機能の改善を図る理学療法，作業活動を通じて応用・実践的なADL（食事，排泄，更衣など）の獲得や自立を促すとともに，精神心理・認知障害の介入を行う作業療法，言語および聴覚，摂食・嚥下機能の回復や発達を促す言語聴覚療法を中心として構成される．これらの治療介入手段を行う医療専門職種をそれぞれ，理学療法士（physical therapist：PT），作業療法士（occupational therapist：OT），言語聴覚士（speech-language-hearing therapist：ST）という．

ABCDEバンドルとは？

　ICUで管理される患者はさまざまな合併症を生じやすく，中でもせん妄や神経筋障害は予後に大きな影響を及ぼす．これらの発症リスクを低減するための対策の組み合わせが「ABCDEバンドル」である．ABCDEとは，"Awakening and Breathing Coordination, Delirium monitoring/management, and Early exercise/mobility"を意味し，毎日の鎮静中断トライアル，毎日の人工呼吸器離脱トライアル，AとBのコーディネーション，使用中の鎮静薬の種類，用量，使用法の適正評価，せん妄モニタリングとマネジメント，早期運動と離床を行うことである[9]．

文献

1) Barr J, et al：American College of Critical Care Medicine. Clinical practice guidelines for the management of pain, agitation, and delirium in adult patients in the intensive care unit. Crit Care Med, 41：263-306, 2013
2) 日本集中治療医学会J-PADガイドライン作成委員会：日本版・集中治療室における成人重症患者に対す

る痛み・不穏・せん妄管理のための臨床ガイドライン．日集中医誌，21：539-579, 2014

3) Schweickert WD, et al：Early physical and occupational therapy in mechanically ventilated, critically ill patients：a randomised controlled trial. Lancet, 373：1874-1882, 2009 ★★
   → 人工呼吸患者に対する早期リハビリテーションによって，ADLの回復が促され，ICU在室日数が減少，せん妄および人工呼吸の期間が短縮した

4) Needham DM, et al：Early physical medicine and rehabilitation for patients with acute respiratory failure：a quality improvement project. Arch Phys Med Rehabil, 91：536-542, 2010

5) Herridge MS, et al：Canadian Critical Care Trials Group. One-year outcomes in survivors of the acute respiratory distress syndrome. N Engl J Med, 348：683-693, 2003 ★
   → ARDS後の機能障害は1年経過しても回復しなかったことを示した

必読 6) Schefold JC, et al：Intensive care unit-acquired weakness (ICUAW) and muscle wasting in critically ill patients with severe sepsis and septic shock. J Cachexia Sarcopenia Muscle, 1：147-157, 2010
   → ICU-AWの代表的なレビュー．発症機序についてもまとめられている

必読 7) Kayambu G, et al：Physical therapy for the critically ill in the ICU：a systematic review and meta-analysis. Crit Care Med, 41：1543-1554, 2013
   → ICU患者の早期理学療法に関するメタ・アナリシス

8) Damluji A, et al：Safety and feasibility of femoral catheters during physical rehabilitation in the intensive care unit. J Crit Care, 28：535. e9-15, 2013 ★
   → 大腿部のカテーテルが挿入されていても早期リハビリテーションは安全に実施できることを示した観察研究

必読 9) Vasilevskis EE, et al：Reducing iatrogenic risks：ICU-acquired delirium and weakness—crossing the quality chasm. Chest, 138：1224-1233, 2010
   → ABCDEバンドルに関するレビュー

第4章 リハビリテーション～実際どうする？

2. ICUにおいて早期リハビリテーション介入は，どのような患者に対して，いつから何をどのように進めていけばよいか？

神津 玲

Point

- 早期リハビリテーションは原則として「予防的介入」であるため，すべての重症患者が適応となり，全身状態が安定次第，可及的早期に開始する
- 早期モビライゼーションは，ベッド上での四肢の他動的運動から開始し，自動的運動，受動および端座位，起立，足踏み，歩行へと進めていく
- 実施中はモニタリングとリスクマネージメントに努める
- 実施にあたっては，リハビリテーション専門職種への指示依頼を忘れずに行う

はじめに

　本稿では，ICU患者に対する早期リハビリテーション介入をどのように進めていけばよいか症例を通じて具体的に解説する．早期リハビリテーションの目的は，安静臥床に伴う合併症の予防，ADL（activities of daily living，日常生活活動）の早期獲得であり，ICU退室後さらには退院後の長期機能予後の改善もめざす．ここでは「予防的介入」を強く意識し，すでに生じている「機能障害」に対して行われる一般的なリハビリテーション介入とは異なることを理解する．

症例

　COPDと気管支喘息を有する70歳代前半の男性が，喉頭がんに対する放射線および化学療法施行目的に入院中であった．治療終了2日後に39℃の発熱とSpO$_2$低下を認め抗菌薬にて速やかに軽快したが，その6日後に再度39℃の発熱を生じた．抗菌薬投与で解熱したがCRPの上昇，白血球減少症をきたしG-CSFの投与開始．その後，胸部X線写真で浸潤陰影の増悪と進行する低酸素血症を認め，ICUに入室しNPPV管理となった．しかし呼吸状態はさらに悪化したため気管挿管による人工呼吸管理となり，翌日より理学療法によるリハビリテーションを開始した．

❶ 早期リハビリテーションはどのような患者に，いつから開始すべきか？

基本的に全例が早期リハビリテーション介入の対象となる．その理由は機能障害（さらには能力障害）を予防するためである．ICU患者では，①過大侵襲によって骨格筋が消耗し筋量が減少する[1]，②鎮静によって精神および身体活動が制限される，③多くのラインやドレーンなどによって身体の不動化が生じる，④治療の長期化によってベッド上安静臥床が遷延しやすい，などを要因として精神および身体運動機能は著明に低下する．

機能障害を予防するためには早期からのリハビリテーションの導入が必要不可欠である．ICU入室後，呼吸循環状態の安定をもって開始を検討する．その開始基準として具体的なクライテリアは確立されていない．毎回の介入においては，Pohlmanらの臨床研究[2]で設定された開始基準が参考になる（表1）．

冒頭の症例は高齢でCOPDを併存しており，入院前の活動水準は高くなく，この入院によってADLは大きく障害されることが懸念される．今回のエピソードは化学療法後の好中球回復期における肺炎を誘因としたARDSであるが，ステロイド投与が有効な症例が多いため，本症例でもmPSL 125 mg/日から投与開始となった．ステロイドによる末梢骨格筋のミオパチー発症も懸念され，早期からより積極的な予防的介入を行うべきと判断した．

❷ 何を，どのように進めていくか？

ICUにおける重症患者を対象とした早期リハビリテーションは，主に呼吸機能と運動機能に対して介入するものであり，**呼吸理学療法**（体位管理，気道クリアランス手技など）や**早期モビライゼーション**が適用される．特に早期モビライゼーションは必須の手段に位置づけられ，他動的運動と自動的（能動的）運動に大別される．中等度から深い鎮静下（RASS＝−3から−4）や意識障害の合併例では他動的運動を，覚醒あるいは軽度の鎮静状態（理想的にはRASS＝0から−1，＋1および−2でも適用不可能ではない）では自動的（能動的）運動を適用する（図）．自動的運動には四肢および体幹の自動および抵抗運

表1 ● リハビリテーション介入の開始基準
以下に該当しなければ鎮静を中断し，リハビリテーションを開始する．

1. 平均動脈圧 ＜65 mmHg	6. 上部消化管出血
2. 心拍数 ＜40/分または＞130/分	7. 心筋虚血
3. 呼吸数 ＜5/分または＞40/分	8. 手術を要する状態
4. SpO_2 ＜88％	9. 鎮静薬の増量
5. 頭蓋内圧上昇	10. 気道確保が不十分

（文献2より引用）

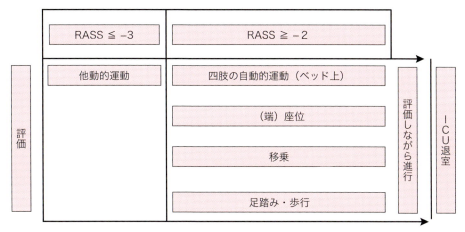

図 ● 早期リハビリテーションのプロトコル

動，さらには座位保持，起立・立位，足踏み，（車）椅子への移乗や歩行も含まれる．最近では，ベッド上で実施できる簡易型の自転車エルゴメータや神経筋電気刺激による筋力トレーニングなどの併用も試みられている．

機能障害の予防やADL再獲得に必要な運動機能の向上には可及的早期から患者自身の随意努力（に伴う筋収縮）による自動的運動が不可欠である．そのためには，適切な鎮痛と鎮静を必要とする．適切な鎮痛のもとで鎮静〔鎮静の中断（daily sedative interruption）あるいは浅いレベルの鎮静〕を行うことで，自動的運動の遂行および進行が可能となる．リハビリテーション介入の中止基準を表2に示した[3]．

1) step 1　ベッド上で他動的運動を導入する

他動的運動では，患者の四肢（可能であれば体幹）の関節を他動的に動かす（関節可動域，range of motion：ROM練習）ことで不動に伴う骨格筋や軟部組織の短縮，関節拘縮の予防を目的とする．最近では他動運動による「筋への機械的刺激」を加えることが筋機能の維持に有用である可能性も指摘されている．実施のポイントは単に他動的に関節運動をくり返すのではなく，筋をゆっくりとストレッチすることである．

本症例では挿管翌日に自己抜管し，再挿管となった後も酸素化不良が続いた．気道分泌物貯留も多く，気管内吸引のみでは対応が困難であり，体位ドレナージを中心とした排痰サポートも実施した．

2) step 2　自動的運動，受動的座位を開始し，その反応を評価する

自動的運動は四肢運動の神経学的評価も兼ねて，自動および徒手による抵抗を加えて随意性や粗大筋力を評価するとともに，筋力トレーニングを実施することから開始される．

表2 ● リハビリテーション実施の中止基準

心拍数	SpO₂
● ＞年齢別予測最大心拍数の70％ ● ＞安静時心拍数の20％低下 ● ＜40 beats/minute または＞130 beats/minute ● 新たに生じた不整脈 ● 新たに投与された抗不整脈薬 ● 新たに生じた心筋梗塞	● ＞4％減少 ● ＜88〜90％

血圧	人工呼吸器設定
● 収縮期血圧＞180 mmHg ● ＞収縮期/拡張期血圧の20％減少，起立性低血圧 ● 平均動脈圧＜65 mmHg；＞110 mmHg ● 血管収縮薬の（新たな）投与または増量	● FIO₂≧0.60 ● PEEP≧10 ● 患者と人工呼吸器の非同調性 ● A/Cモードへの変更 ● 気道閉塞/脆弱性

呼吸数	覚醒/興奮と患者の自覚症状
● ＜5 breaths/minute または＞40 breaths/minute	● 鎮静または昏睡－RASS≦－3 ● 鎮静薬の追加あるいは増量を要する興奮状態，RASS＞2 ● 絶えられない呼吸困難 ● 患者の拒否

（文献3より引用）

特に上肢挙上や下肢全体の屈曲・伸展運動（大腿四頭筋），足関節の底屈運動（下腿三頭筋）を中心に抗重力筋群の強化を図る．また，循環動態が安定していれば，ギャッチアップによる受動的座位も開始する．その際，**モニター所見や自覚症状とともに，血圧低下や頻脈，SpO₂低下など呼吸循環動態への影響の有無を確認**する．

3）step 3　端座位，立位，移乗，歩行への進行

　　受動的座位から端座位へと進め，より積極的な離床を図る段階である．その際，モニター所見とともに患者の努力や協力度といった反応もみながら，姿勢保持能力も評価する．姿勢保持や体幹の前屈，下肢の自動的運動が可能であれば，起立および立位保持をトライする．端座位や立位のレベルになると**ラインやチューブの抜去といった有害事象の発生防止に特に注意が必要**である．また，姿勢保持能力が低下しているとベッドからの転落や転倒をきたすリスクもあり，十分な注意を払うとともに，多くのスタッフによるサポートが必要である．

　　立位保持の際には膝折れを防ぎながら，患者の目眩や血圧低下などにも注意を払う．側方への重心移動が可能であれば足踏みへと進める．足踏みができれば，車いすへの移乗，歩行へと進めることも可能である．

人工呼吸器装着は必ずしも離床を制限すべき要因とはならないが，離脱と抜管の目処が立っていれば，その後の施行が無難である．人工呼吸管理下で座位や立位を行う場合は，**人工呼吸と自発呼吸の同調性の確認，咳嗽の出現に注意を払う**．場合によっては換気サポートや吸入気酸素濃度を増やして行う．また，高用量の血管作動薬投与，持続腎代替療法施行中の場合は，離床の効果とリスクの比較に基づいて実施を検討する．ステップアップの可否に関する指標はなく，モニター所見や動作の安定性などを目安にスタッフの裁量で行われることが多い．

　この症例ではRASSが−1から0で指示理解可能と，良好な鎮静状態を保つことができており，理学療法士と看護師で協力して再挿管後3日目に端座位，5日目に立位，足踏みへと進めたが，血圧や心拍数，SpO_2などのモニター所見の変動も問題なく，安全に進めることができた．7日目に人工呼吸器より離脱，歩行練習とADL練習を開始した．

▶▶▶ 現場からのアドバイス

　ICUで早期リハビリテーションを安全かつ効率よく施行するためには以下の配慮が必要である．

①リハビリテーション部への依頼を忘れずに

　重症患者のリハビリテーション介入にあたってはリハビリテーション専門職のかかわりが安全かつ効果的であることが示されており，その関与は必要不可欠と考えたい．積極的にリハビリテーション部にコンサルテーションを行っていただきたい．

②コミュニケーション

　担当医は多忙さゆえに，リハビリテーションの必要性を忘れてしまうことが少なくないため，看護スタッフ（およびリハビリテーションスタッフ）から積極的にその導入開始のタイミングや適否などについて提案していくことも必要である．また，定例カンファレンスに加え，当日の患者担当スタッフと日頃からの積極的なコミュニケーションも必要不可欠である．

③計画性

　ICUでは多くの処置や検査，ケアが行われており，リハビリテーションのための時間を確保することが困難なことも少なくない．あらかじめ1日のスケジュールを確認し，そのなかでリハビリテーションの実施時間を確保，確実に行えるように調整する．

④スタッフの負担軽減

　重症患者を安全に動かしていくためには多くの人手と労力が必要となる．患者状態の評価，ラインやドレーン類の整理などの準備，介入中の患者介助およびその補助，モニタリングなどとともに，転倒・転落の防止などの安全管理への配慮なども要する．実施スタッフにとっても腰痛をはじめとする自身への身体の負担を考慮しなければならない．日頃から役割分担とベッドサイドの環境調整に努め，可能な部分はルーチン化していくなどの工夫も必要である．大きな負担をかけずに実施，継続できるしくみ作りに努めていくことが大切であろう．

◆ 文献

1) Puthucheary ZA, et al：Acute skeletal muscle wasting in critical illness. JAMA, 310：1591-1600, 2013
   → 重症患者の末梢骨格筋が急速に萎縮することを多面的に検討した観察研究

2) Pohlman MC, et al：Feasibility of physical and occupational therapy beginning from initiation of mechanical ventilation. Crit Care Med, 38：2089-2094, 2010
   → 人工呼吸管理中の早期リハビリテーションの有用性を示したSchweickertら（2009年）の研究の二次解析

3) Adler J & Malone D：Early mobilization in the intensive care unit：a systematic review. Cardiopulm Phys Ther J, 23：5-13, 2012
   → ICUにおける早期リハビリテーションに関するシステマティック・レビュー

第5章

PAD マネジメント
～実際どうする？

第5章　PADマネジメント〜実際どうする？

1. 痛み・不穏・せん妄をコントロールするための対策のプロトコル化は有効か？

長谷川隆一

Point

- J-PADガイドラインからそれぞれの施設に合ったプロトコルを作成して導入・運用することでICUにおける診療やケアの質を上げることができる
- プロトコルには，J-PADガイドラインの骨子である痛みの評価・鎮痛対策，鎮静レベルの評価と鎮静薬の調節，せん妄評価とその予防・治療（早期離床などリハビリテーション）を組み込む
- プロトコルの導入だけでなく，多職種の参画とスタッフ教育を同時に行う必要がある

はじめに

　J-PADガイドラインでは，実際にガイドラインをどのように臨床で使えるようにするか，について"V章 実践を促すための対策と睡眠コントロールおよび非挿管患者への対応"の中にCQを設けている．そのひとつが『CQ35：痛み・不穏・せん妄をコントロールするためのプロトコルは有効か？』に示された，プロトコルの導入である．本稿ではJ-PADガイドラインに基づくプロトコルの有用性に関するデータを示し，具体的にどのようにプロトコルを作成すればよいか例を挙げて説明する．

❶ J-PADガイドラインにおけるプロトコル

　J-PADガイドラインには多くのCQがあり，それらが項目ごとに整理され示されているものの，具体的に自分たちの施設でその内容をどのように実践するかイメージすることは容易ではないだろう．そこでそれぞれの施設が，ガイドラインを自分たちの診療スタイルに合致した手順書として翻訳する必要が生じる．それが「プロトコル」である．プロトコルはもともと複数の人間が共同して何かを行う際に「互いに理解できる言語や形式で約束，

方法，申し合わせなどを記した文書・規則」のことであり，現場の共通理解を深めると同時に標準化を推進する効果を有する．そして互いの共通理解のためには，与えられたものではなく，その施設や部署が自らの「言語」で作成し周知するという過程を経ることが重要である．この場合の「言語」とは，"職種を越えて理解できる言葉・用語"ということであり，J-PADガイドラインにかかわるすべての職種がプロトコルの内容を吟味することで互いに理解可能な用語や言い回しが実現するといえる．またプロトコルの内容には，①それを行う理由や意義に関する説明，その施設のポリシー，対象とする職種，②実施する標準的な方法とその手順，それぞれの職種の役割分担など，が含まれる．

ICUにおける鎮痛・鎮静のプロトコルの効果については，プロトコルを導入し遵守率を高めてゆくことが重症患者の予後改善に有用であるといういくつかの報告がある．Brattebøらは，鎮静スコアリングと標準的な鎮静方法を作成してベッドサイドに掲示し，医師は少なくとも1日2回鎮静指示を見直し，看護師は彼らの責任で適切な鎮静レベルを維持するように鎮静薬を調整するというプロトコルを導入した結果，導入前後で人工呼吸期間は約2.1日（95％信頼区間0.7～3.6日），ICU入室期間が約1日（-0.9～2.9日）短縮し，事故抜管などの合併症は変わらなかったと報告した[1]．またDe Jongheらは，医師中心の鎮静管理を多職種チームにより作成された鎮静のアルゴリズムを用いた鎮静管理へ変更すると，患者が意識清明な時間が延長して人工呼吸期間が有意に短縮し（図1），鎮静薬（ミダゾラム）の使用量も有意に低下すると報告した[2]．彼らのアルゴリズムは，鎮静薬にミダゾラム，鎮痛薬にフェンタニルを用い，一定の尺度（ATICE）に基づいて患者の忍容性を評価しつつできるだけ意識を清明に維持するものであり，J-PADガイドラインでも推奨さ

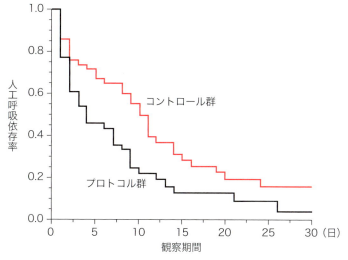

図1● プロトコル導入前後の人工呼吸依存率
プロトコル導入により有意に人工呼吸依存が減少し，離脱が増加した
〔人工呼吸期間：導入前10.3日（3.5～17.2），導入後4.4日（2.1～9.8），p＝0.014〕
（文献2より引用）

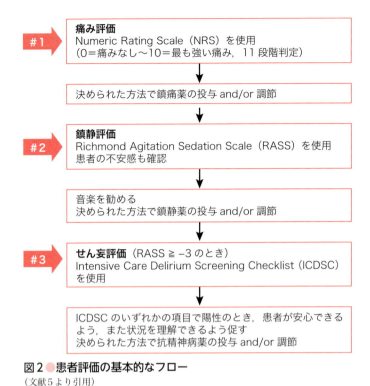

図2● 患者評価の基本的なフロー
（文献5より引用）

れた「鎮痛優先」＋「浅めの鎮静」に準じている[3]．一方Quenotらは，鎮静スケールを用いたプロトコルに従ってプロポフォールまたはミダゾラムの投与量のみを看護師が調節するとVAP（ventilator associated pneumonia，人工呼吸器関連肺炎）の発症率が15％から6％に減少することを示した[4]．その理由として人工呼吸期間の短縮が示唆された．またSkrobikらは図2に示す手順で痛み・鎮静・せん妄の評価を行い，それぞれに対して薬剤のプロトコルを適用することでせん妄の発症率は変わらないが，30日死亡率は有意に減少（29.4→22.9％，log-rank test，p＝0.009）したと報告した[5]．

このように鎮痛・鎮静に関するプロトコルの導入は一定の効果をもたらしうると考えられるが，これらはいずれも観察研究による前後比較であり，同じ頃オーストラリアで行われたRCTでは有意差が認められていない[6,7]．有意差を認めない理由としては，すでにガイドラインで推奨されている項目が日常的に行われていることや，プロトコルの周知が不十分で実行率が低かったことなどが挙げられている．したがって，プロトコルを有効に運用するためには，その内容，スタッフへの周知・教育，実行性の遵守率を高める，などに配慮することが重要であるといえよう．

❷ J-PADプロトコルのつくり方

　前述のごとく鎮痛・鎮静のプロトコルでは，まずその内容がJ-PADガイドラインに準拠していることが重要である．基本となる内容は，J-PADガイドラインでも強調されている，①痛みへの対応（痛みレベルの評価と鎮痛手法），②不穏への対応（鎮静レベルの評価と浅めの鎮静），③せん妄への対応（せん妄の診断と予防策），④早期離床と運動療法（リハビリテーション），を含んでいなければならない．具体的なプロトコルの例を図3および表1〜3に示す．

1）痛みへの対応

　J-PADガイドラインでははじめに，すべての患者に痛みがあることを前提にケアにあたることを推奨しており，プロトコルでもはじめに痛みの評価と対応策の検討が盛り込まれる必要がある．この場合の痛みは，挿管に伴う咽頭痛や術後症例における創部痛に限定せ

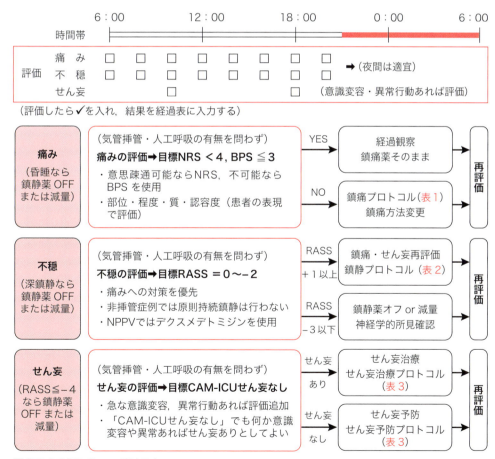

図3 ● J-PADチェックリスト
すべての職種がベッドサイドで使用し，評価結果はICU経過表に記載し共有する

表1 ● 標準鎮痛プロトコル表（例）

薬剤	調剤	開始量	効果不十分時	主な副作用
フェンタニル	原液 （100 μg/2 mL）	原液を1 mL（50 μg）ボーラス投与し，持続静注0.5 mL/時	a) 0.5 mL ボーラス投与（2時間空けて再投与可） b) （a頻回時）持続静注1.0 mL/時へ増量 c) （b効果不十分）チームで検討	呼吸抑制（RR＜10） 嘔気
モルヒネ	1 mL（10 mg）＋生食9 mL （全量10 mL）	2 mL ボーラス投与し，持続静注0.4 mL/時	a) 2 mL ボーラス投与 b) （a効果不十分）1 mL ボーラス投与の後，0.6 mL/時へ増量 c) （b効果不十分）チームで検討	呼吸抑制（RR＜10） 嘔気
アセトアミノフェン	（内服）400 mg/1回 （静注）500 mg＋生食20 mL/1回量	・1回400 mg内服 ・1回500 mg静注	追加内服（6時間空けて） 頻回使用時4回/日定期投与	肝障害
ロキソプロフェン	（内服）60 mg/1錠	1回60 mg内服	追加内服（8時間空けて） 頻回使用時3回/日定期投与	肝・腎障害 血圧低下

鎮痛指示
○月○日　　時より
使用薬剤（フェンタニル・モルヒネ・アセトアミノフェン・ロキソプロフェン）を使用（○で囲む）
（以後NRS＜4，BPS≦3を目標として増量）
（副作用時，減量・中止について医師と相談）
（プロトコルの逸脱が多い場合は，多職種カンファレンスで調整し，新たなプロトコルを作成する）

ず，全身倦怠感や安静を強要されることによるストレス，社会から隔絶されたことによる不安なども広く含まれる．心因性のストレスに対しては環境整備や家族のサポートなども有用な対応方法であり，これらを整えることも痛みへの対応として重要であるが，内容が複雑でプロトコルで扱うのはあまり適さない．やはり，侵害刺激としての「疼痛」への対応が中心となる．J-PADガイドラインでは，痛みの評価方法としてnumeric rating scale（NRS）やbehavioral pain scale（BPS）が推奨されているが（第1章-2参照），本来痛みは患者固有の感覚なので**定量的な数値に加えて患者自身に痛みの場所や強さ，持続時間や痛みの質を語らせることが痛みを理解するためには最も重要**といえる．教育的な見地からも，この点がプロトコルに記載されるとよい．

2) 不穏への対応

次に不穏への対応として鎮静を行う場合，**鎮静を深くしないこと**と**目標とする鎮静深度を共有すること**を盛り込む．つまりRichmond Agitation Sedation Scale（RASS）やSedation Agitation Scale（SAS）を紹介して，それらを用いて目標とする鎮静深度を決め共有することを記載する．この場合，医師が一方的に指示を出すのではなく，目標とする鎮静深度を決めておき，それを変更する場合にはスタッフ全員で協議するという手順がよい．

表2 ● 標準鎮静プロトコル表（例）

薬剤	調剤	開始量	調整方法	主な副作用
プロポフォール	原液（10 mg/1 mL）	持続静注2 mL/時	2 mL/時ずつ増減，MAX 20 mL/時（急いで鎮静を深くする場合は医師の指示のもと，2 mLボーラス投与）	血圧低下 呼吸抑制
デクスメデトミジン	200 μg（2 mL）＋生食48 mL（全量50 mL）	持続静注4 mL/時（早期に鎮静レベルを深くする場合は1 mL/kg/時で10分間負荷投与）	1 mL/時ずつ増減，MAX 8 mL/時（ボーラス投与は行わない）	徐脈 AVブロック 血圧低下（特に負荷投与時）
ミダゾラム	50 mg（10 mL）＋生食40 mL（全量50 mL）	持続静注2 mL/時	2 mL/時ずつ増減，MAX 10 mL/時（急いで鎮静を深くする場合は医師の指示のもと，2 mLボーラス投与）	血圧低下 呼吸抑制 長期投与で覚醒遅延
ジアゼパム	原液（10 mg/1 mL）	1回5 mgをボーラス投与	2.5 mgをボーラス追加投与，全量10 mgまで	呼吸抑制

鎮静指示
○月○日　　　時より
使用薬剤（プロポフォール・デクスメデトミジン・ミダゾラム・ジアゼパム）を使用（○で囲む）
（プロポフォール・ミダゾラムは挿管・人工呼吸症例のみで用いる）
（以後RASS＝0〜−2を目標として増減）
（副作用時，効果不十分時，医師と相談）
（プロトコルの逸脱が多い場合は，多職種カンファレンスで調整し，新たなプロトコルを作成する）

3）せん妄への対応

　さらにせん妄に対してはその診断に重点をおくことが最も重要で，J-PADガイドラインで推奨されているCAM-ICU（confusion assessment method for the ICU）やICDSC（intensive care delirium screening checklist）のいずれかを用いてせん妄，特に低活動型せん妄を診断し対策につなげることが求められている．せん妄診断の頻度は，睡眠中を除いて各勤務帯に1回程度とし，他に患者に変化があればその都度評価するとよい．せん妄と診断された場合，過活動型せん妄であればクエチアピン，リスペリドンなどの非定型抗精神病薬やハロペリドールを用いて治療を行い，低活動型せん妄であれば音楽，離床や運動療法などにより刺激を与えて活動性を上げることを行う．せん妄治療として有用性が確立された方法はいまだにないので，予防に関する対策から記述し，治療については環境整備と同時に薬物治療とリハビリの両立を取り入れることで効果が高まる可能性がある．

4）リハビリテーション

　J-PADガイドラインでは重症患者の予後改善のためにリハビリテーションを重点的に取り上げている．従来のリハビリテーションは身体機能を維持・改善するための運動療法と

表3 ● 標準せん妄プロトコル表（例）

CAM-ICUで「せん妄なし」の場合は「予防」を，「せん妄あり」の場合は「治療」の表を使用する

予防	治療
①鎮静薬選択 　☐（ベンゾジアゼピン中止） 　☐ デクスメデトミジンを使用・変更 ②早期離床・運動療法 　☐ リハビリテーション依頼 　☐ ベッド上座位・ROM 　☐ 端座位 　☐ 立位 ③環境整備（音楽，騒音対策，照明） 　☐ 音楽（ベッドサイドまたはヘッドホン） 　☐ モニタアラーム調節（無駄鳴り防止） 　☐ 日照・窓位置工夫 ④睡眠コントロール 　☐ 睡眠状態確認 　☐ 薬物療法介入（下記より選んで○） 　（クエチアピン，ミルタザピン，ゾルピデム）	（過活動型・低活動型せん妄） ①早期離床・運動療法 　☐ リハビリテーション依頼 　☐ ベッド上座位・ROM 　☐ 端座位 　☐ 立位 （過活動型せん妄） ①薬物療法（下記より選択） 　☐ リスペリドン 　☐ クエチアピン 　☐ ハロペリドール（内服不可のとき） ・毎日カンファレンス時に✓し，できるだけすべての対策を実行する ・薬物療法を施行する場合は，医師に処方を依頼する

いう意味合いが大きかったが，ICUにおいては重症患者に特有の筋力低下（ICU acquired weakness）を予防し，さらに不穏やせん妄を改善して患者の予後を改善するとして，推奨されている．プロトコルに盛り込む場合，具体的なリハビリテーションのメニューを前もって細かくは決められないので，開始基準，施行中のモニタリング，中止基準を示し，メニューは大きく可動域訓練（ROM）＋ポジショニング，端座位，立位などとして具体的な内容は理学療法士を中心にカンファレンスで決めるようにするとよい．

> ▶▶▶ 現場からのアドバイス
>
> プロトコルはやり方を示すだけでなく，多職種がかかわる際の共通言語となるべきものなので，カルテですぐに閲覧できるようにするかベッドサイドに掲示してカルテがなくても使用できるようにするとよい．表3に示すような，アセスメントより遵守率をチェックできるような書式にするとよいだろう．

❸ プロトコル導入の障害は？

　前述のように，プロトコルの導入はエビデンスに基づいた効果的な実践につながり，患者の予後の改善や診療の質を保証するのに有用である．しかしプロトコルによる標準化を好まないスタッフは現実に存在し，特にキャリアを積んだベテラン・スタッフほど受け入れ難いと感じることが多いとされる．また実際にプロトコルを作成して運用するには，かなりのマンパワー，時間やコストを必要とすることが多く，従来の慣習を継続せざるを得ない施設もあるだろう．鎮痛・鎮静・せん妄管理の先駆者である米国でも，実際にガイドラインに準拠したプロトコルを導入している施設は60％程度に留まることが明らかとなっている．また，2013 PAD guidelines 以前に作成されたプロトコルは鎮痛への対策が不十分で，十分効果を挙げているとは言い難いこともある[8]．

　さらにプロトコルはICUの診療の質を向上するが，医療者の教育にはあまり有用でないことも指摘されている[9]．したがって，プロトコルを導入しただけではケアの質の向上は頭打ちともいえるであろう．やはり同時に次項に示す『教育』をいかに効果的に行うかが重要といえる．近年実践的で効果の高い教育手法としてシミュレーション・トレーニングを導入する施設が増加しており，J-PAD ガイドラインに基づくプロトコルを作成した場合は同時にそれを実践するためのトレーニング・プログラムを各施設がそれぞれ行うことが効果を高めるためには必須といえる．プロトコルの作成・導入と教育を両輪にしてJ-PADガイドラインの普及を図ることでICUにメディカルスタッフの参画を促進し，パラダイムシフトにつながるものといえよう．

◆ 文献

1) Brattebø G, et al：Effect of a scoring system and protocol for sedation on duration of patients' need for ventilator support in a surgical intensive care unit. BMJ, 324：1386-1389, 2002 ★
2) De Jonghe B, et al：Sedation algorithm in critically ill patients without acute brain injury. Crit Care Med, 33：120-127, 2005 ★
3) De Jonghe B, et al：Adaptation to the Intensive Care Environment（ATICE）：Development and validation of a new sedation assessment instrument. Crit Care Med, 31：2344-2354, 2003 ★
4) Quenot JP, et al：Effect of a nurse-implemented sedation protocol on the incidence of ventilator-associated pneumonia. Crit Care Med, 35：2031-2036, 2007
5) Skrobik Y, et al：Protocolized intensive care unit management of analgesia, sedation, and delirium improves analgesia and subsyndromal delirium rates. Anesth Analg, 111：451-463, 2010 ★
6) Elliott R, et al：The effect of an algorithm-based sedation guideline on the duration of mechanical ventilation in an Australian intensive care unit. Intensive Care Med, 32：1506-1514, 2006 ★
7) Bucknall TK, et al：A randomized trial of protocol-directed sedation management for mechanical ventilation in an Australian intensive care unit. Crit Care Med, 36：1444-1450, 2008 ★
8) Tanios MA, et al：Perceived barriers to the use of sedation protocols and daily sedation interruption：a multidisciplinary survey. J Crit Care, 24：66-73, 2009
9) Prasad M, et al：Clinical protocols and trainee knowledge about mechanical ventilation. JAMA, 306：935-941, 2011

第5章　PADマネジメント〜実際どうする？

2. ガイドラインやプロトコルを教育的・効果的に運用するために有用な取り組み方は？

茂呂悦子

Point
- 多職種からなる推進チームを結成して取り組む
- 施設の状況に合わせて安全性と妥当性の高いバンドルやプロトコルを作成する
- 運用開始後も推進チームが中心となり，スタッフへの教育・支援を継続する
- 運用を継続し有効性を評価する

はじめに

「日本版・集中治療室における成人重症患者に対する痛み・不穏・せん妄管理のための臨床ガイドライン（以下J-PADガイドライン）」では，ガイドラインやプロトコルの教育的・効果的な運用のための取り組みについて，多職種（医師，看護師，薬剤師，理学療法士，臨床工学技士など）によるチームでの多角的アプローチを推奨し，ガイドラインやプロトコルが示す複数のケアをまとめた「バンドル」の導入・継続・評価を提案している[1]．本稿では，プロトコルやバンドルの導入方法および効果的運用のための取り組みについて概説する（プロトコル，バンドルについては，「第1章-1」も参照）．

１ ガイドラインやプロトコル導入の基本的考え方

鎮痛・鎮静のプロトコルは，薬剤の使用量減少やせん妄あるいは昏睡なく覚醒していた日数の増加，人工呼吸期間・入院期間の短縮，死亡率の低下などの有効性が報告されている[1〜4]．また，エビデンスが示されている内容を組み合わせバンドルとして取り入れた成果については，人工呼吸器関連肺炎予防バンドルやABCDEバンドル（①spontaneous awakening trials：SAT，②spontaneous breathing trials：SBT，③coordination of

表1 ● PADケアバンドル

	痛み	不穏	せん妄
評価	各勤務帯ごと4回以上＋随時 評価ツール ・NRS ・BPS ・CPOT 疼痛大：NRS≧4，BPS＞5，CPOT≧3	各勤務帯ごと4回以上＋随時 評価ツール ・RASS ・SAS ・脳機能モニター（筋弛緩薬中） 評価 ・不穏：RASS＋1〜＋4，SAS 5〜7 ・覚醒（安静）：RASS 0，SAS 4 ・浅い鎮静：RASS－1〜－2，SAS 3 ・深い鎮静：RASS －3〜－5，SAS 1〜2	各勤務帯ごと＋随時 評価ツール ・CAM-ICU ・ICDSC せん妄あり ・CAM-ICU陽性 ・ICDSC≧4
治療	30分以内に治療し再評価 ・非薬物治療とリラクゼーション ・薬物治療 —オピオイド静注＋/－非オピオイド鎮痛薬（非神経因性疼痛） —ガバペンチン or カルバマゼピン＋/－オピオイド（神経因性疼痛） —硬膜外鎮痛（胸部外傷・腹部術後）	目標鎮静レベル or 毎日の鎮静中止（不穏なく従命OK）：RASS －2〜0，SAS 3〜4 ・鎮静浅い：痛み評価・治療→鎮痛薬（ベンゾジアゼピン以外，アルコール依存ではベンゾ考慮） ・鎮静深い：適正レベルまで鎮静薬中断，再開は50％量より	・適宜鎮痛 ・患者へのオリエンテーション（眼鏡や補聴器を） ・薬物治療 —ベンゾジアゼピン薬を避ける —リバスチグミンを避ける —QT延長リスクあれば抗精神薬を避ける
予防	・処置前に鎮痛＋/－非薬物治療 ・鎮痛優先（その後鎮静）	・毎日SBT，早期離床と運動（適切な鎮静レベル，禁忌なし）	・せん妄リスク（認知症，高血圧，アルコール依存，重症度，昏睡，ベンゾジアゼピン投与中） ・ベンゾジアゼピンを避ける ・早期離床と運動療法 ・睡眠コントロール ・抗精神薬の再投与

BPS：Behavioral Pain Scale　CAM-ICU：Confusion Assessment Method for the Intensive Care Unit　CPOT：Critical-Care Pain Observation Tool　ICDSC：Intensive Care Delirium Screening Checklist　NRS：Numeric Rating Scale　RASS：Richmond Agitation Sedation Scale　SAS：Sedation Agitation Scale　SBT：Spontaneous Breathing Trial
（文献1より引用）

components 1 and 2，④routine delirium and sedation/agitation screening and management，⑤early progressive mobilization）の有効性が明らかにされている[1]．J-PADガイドラインでは，ガイドラインの内容を組み合わせて行うPADケアバンドル（表1）を提示し，導入と有効性の検証を促している．

　鎮痛・鎮静プロトコルの有効性やPADケアバンドルの根拠は海外での調査結果であり，医療環境や制度の異なる本邦にそのまま取り入れるのは困難な点もある．そのため，既存の鎮痛・鎮静プロトコルやJ-PADガイドラインをもとに施設の状況を踏まえ，安全性・妥当性のあるプロトコル，あるいは，バンドルを作成する必要がある．さらに，継続させ期待する効果が得られているのかを評価し有効性を高めていくことも重要である．

2 プロトコルの作成・導入のプロセス

Hagerら[2]は，"4Es"（engage；参加，educate；教育，execute；実行，evaluate；評価）の枠組みを用いて医師，看護教育担当者，薬剤師，理学療法士らからなるプロジェクトチームを結成し鎮静の質の改善に取り組み，麻薬とベンゾジアゼピンの投与量が有意に減少し，軽めの鎮静・せん妄なしで覚醒している日数の増加があったと報告している．また，Mansouriら[3]は，PAD管理の一環として米国集中治療医学会が2013年に改定・公表した2013 PAD guidelinesをもとに，集中治療医，神経科医，精神科医，臨床薬剤師，ICU看護師らとともに鎮痛・鎮静プロトコルを作成・導入し，人工呼吸期間・ICU滞在期間の短縮と死亡率の有意な低下があったと報告している．

安全性と妥当性の高いプロトコルを作成・導入するには，医師や看護師だけでなく，薬剤師や理学療法士，臨床工学技士など関連する専門職種が集まり，根拠に基づく十分な検討を行うことが重要である．そのため，多職種からなる推進チームを作り，取り組むことが有効と考える．

プロトコルの有効性を示した論文を参考に作成したプロトコルの作成・導入のプロセスを図に示す．鎮痛・鎮静プロトコルでは評価に基づく薬剤投与の調整と目標とする鎮痛・鎮静レベルの維持が核となる．したがって，信頼性と妥当性が証明されている鎮痛・鎮静の評価ツールを選択し，目標とする鎮痛・鎮静レベルや薬剤の選択および投与量の調整方法については，最新の知見やガイドラインをもとに設定する．また，Roberts[5]らは，看護師による日中の鎮静中断の実施について調査し，積極的に鎮静の中断を実施した看護師は44％であり，過去の鎮静の中断の実施経験と鎮静に関する継続的な教育が肯定的に影響していたと報告している．一方，Tanios[6]らは，鎮静プロトコルと日中の鎮静中断の障壁を調査し，最も多かったのは医師の指示不足（38％），次いで看護師の受け入れ（15％），プロトコルよりも従来の調節方法を好む（11％）であったと報告している．

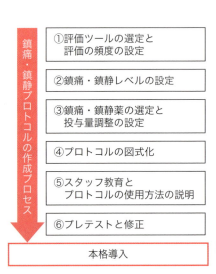

図　鎮痛・鎮静プロトコル作成のプロセス
（文献2，3，4を参考に作成）

したがって、プロトコルの教育的・効果的運用のためには、評価ツールの使用方法、プロトコルの導入目的・使用方法について職種を問わず、実践するスタッフ全員を対象とした教育が重要である。さらに、単に教育を行うのではなくプロトコルを運用するのに必要なレベルの知識・技術の習得をめざす必要がある。座学だけでなくビデオやベッドサイドトレーニング、ハンズオンなど方法を工夫すると教育的効果を高めることが期待できる[2, 3, 7]。

また、本格的な導入前に一度プレテストを行うと、プロトコルの安全性・妥当性の評価および内容の修正、医師の指示の出し方、ツールを使った評価とそれに基づく投与量の調整方法などスタッフの実践的な訓練の機会となりスムーズな導入につながるのではないかと考える。そして、本格導入後は、実施状況をモニタリングし、プロトコルの有効性の評価を行い質を高めていく取り組みが望まれる。

❸ バンドルの作成・導入のプロセス

Balasら[8]はABCDEバンドルを日常的ケアへ取り入れる際の促進因子および阻害因子を調査している（表2）。バンドルは複数のケア内容が含まれるため、プロトコルと同様に関連する専門職種が集まり推進チームを結成して取り組む必要がある。また、推進チームのメンバーは、おのおのの専門職の実践上のリーダーとして、バンドルを導入した後も効果的に運用されるようスタッフへの支援と教育を継続することが重要である。

バンドルを作成・導入するプロセスについてPADケアバンドルを例に述べる（表3）。

まずはじめに、PADケアバンドルの構成要素を抽出し、それぞれの要素について詳細を決定する。PADケアバンドルから抽出される構成要素は、①痛み・不穏・せん妄のツールを用いた評価、②目標とする鎮痛・鎮静レベルの設定と薬剤の選定、投与量の調整方法（または、鎮痛・鎮静プロトコル）、③SBT、④早期離床が挙げられる。次に、使用する評価ツールや評価のタイミング・頻度、鎮痛・鎮静プロトコルを取り入れるのか、SBTや早期離床はどのような開始基準や中止基準を設定するのかなど、具体的な内容を専門的な立場から知識や意見、アイデアを出し合い検討する。

Leasure[9]らは、チームワークは安全で妥当な実践の本質であり、機能的なチームに必

表2 ● ABCDEバンドルを日常的なケアへ取り入れる際の促進因子と阻害因子

促進因子	阻害因子
①毎日の多職種による巡視 ②実践におけるリーダーの参加 ③支持と教育的努力 ④バンドルの質と根拠の強さ	①介入によって起こりうる有害事象への懸念 ②職種間のコミュニケーションとケアの調整の難しさ ③知識不足 ④仕事量増加への懸念 ⑤記録の負担

表3 ● PADケアバンドルの作成・導入のプロセスと留意点

プロセス	検討内容	留意点
作成	● 鎮痛，鎮静，せん妄の評価ツールを選択する ● 評価頻度を設定する ● 鎮痛，鎮静薬の選択と調整方法の決定，または，鎮痛・鎮静プロトコル作成（図参照）	● 信頼性と妥当性のあるツールを選択する ● 評価頻度は，臨床で実施可能な頻度とガイドラインでの推奨頻度で折り合いをつける．『1勤務最低1回＋適宜』など必要最低限の回数は確保する
	● SBT実施プログラム作成	● ガイドラインや最新の論文を参考に開始基準，中止基準，合格基準，実施手順を作成する
	● 早期離床プログラム作成	● ガイドラインや最新の論文を参考に開始基準，中止基準，実施手順（具体的なリハビリ内容）を作成する
導入準備	● おのおのの職種の役割・責任・担当する内容を明確化し共有する ● 職種間の情報共有やケアを実施する時間の調整方法など連携・協働の具体的方法を決定する	● チームを形成する職種間（チームメンバー間）の相互理解に基づき役割や責任，担当内容を決定する ● 作成したプログラムを多職種が協働で運用するための具体的な方法を臨床場面を想定し決定する ● 施設内の規則，活用できるマンパワーなどを踏まえ，導入に際しての問題点を明確化し解決する
	● スタッフ教育プログラムを決定し実施する	● ケアバンドルの意図，構成内容，各プログラムと使用方法，実施上必要な知識・技術について標準的なレベルを設定し，全員が到達できるようにする
	● 実施状況のモニタリング方法を決定する	● モニタリングする内容を決定しPADケアバンドル推進チームのメンバー間で収集するデータを分担する ● 可能な限り新たな記録物は増やさないよう工夫する
導入	● プレテスト期間を設けて，バンドルの安全性と妥当性を確認し修正する ● 運用上の問題の有無を確認し解決する ● 本格導入後の有効性の評価方法を決定する	● ケアバンドルの評価指標と評価時期を設定し，推進チームのメンバー間で分担し実施する ● 定期的に実施状況や問題点について検討し，継続的に取り組む

要な5つの能力（①チームメンバーの活動を調整し，高いレベルの実践を引き出すリーダーシップ，②チームとしての集合的な成功のためにチームメンバー間で実践をモニタし，目的，役割，責任を相互理解する，③他のチームメンバーのニーズを予測し，状況に応じて役割や責任をシフトさせ活動を支援する，④チームメンバーの能力や労働環境を踏まえ役割や責任，担当する内容の折り合いをつけ適応させる，⑤チームメンバーの尊重と配慮ある関係を構築し，個々のゴールよりもチームのゴールを優先させるようチームを位置づける）を挙げている[9]．したがって，推進チームが中心となり，各職種の運用上の役割や責任，担当する内容を決定し，実践における多職種の相互理解と機能的なチームワークを促進することも重要である．

実施状況については，モニタの指標や方法を決定しチームメンバーが協働して取り組む必要がある．バンドル導入の阻害因子として，記録の負担や仕事量増加への懸念が挙げられているため，ツールによる評価や薬物調整などは患者の診療録を活用するなど工夫が必要である．また，ランダムに一定時期，実施状況をチェックするなど頻度やタイミングの工夫もよいと考える．

❹ 障壁への対応

　新たなことを取り入れる際は何らかの障壁はつきものであり，効果的運用のためには想定される障壁への対応も含めて取り組む必要がある．

　プロトコルやバンドルを実際に導入し，効果が実感できたり，不安に思っていた事柄が起きなかったりすると，以降は積極的な取り組みが期待できる．しかし，不安や知識不足などを解消しないまま導入してしまうと，抵抗感や有害事象の出現への懸念や仕事量増加の負担感が強まり，導入も困難となりうる．安全性・妥当性の高いプロトコルやバンドルをスタッフが理解に基づき実践できるように，また，おのおのの職種の役割や責任，担当内容を提示し，相互理解を深めながら協働できるよう推進チームのメンバーがリーダーシップをとり，継続的に教育・支援することが障壁を乗り越えるうえでも必要である．

◆ 文献

必読 1) 日本集中治療医学会J-PADガイドライン作成委員会：日本版・集中治療室における成人重症患者に対する痛み・不穏・せん妄管理のための臨床ガイドライン．日集中医誌，21：539-579，2014

2) Hager DN, et al：Reducing deep sedation and delirium in acute lung injury patients：A quality improvement project. Crit Care Med, 41：1435-1442, 2013 ★

3) Mansouri P, et al：Implementation of a protocol for integrated management of pain, agitation, and delirium can improve clinical outcomes in the intensive care unit：A randomized clinical trial. J Crit Care, 28：918-922, 2013 ★★

4) Deeter KH, et al：Successful implementation of a pediatric sedation protocol for mechanically ventilated patients. Crit Care Med, 39：683-688, 2011 ★

5) Roberts RJ, et al：Predictors for daily interruption of sedation therapy by nurses：A prospective, Multicenter study. J Crit Care, 25：660. e1-7, 2010

6) Tanios MA, et al：Perceived barriers to the use of sedation protocols and daily sedation interruption：A multidisciplinary survery. J Crit Care, 24：66-73, 2009 ★

7) AI-Faouri IG, et al：The impact of educational interventions for nurses on mechanically ventilated patient's outcomes in Jordanian university hospital. J Clin Nurs, 23：2205-2214, 2013 ★

8) Balas MC, et al：Implementing the ABCDE bundle into everyday care：Opportunities, challenges and lessons learned for implementing the ICU pain, agitation and delirium (PAD) guidelines. Crit Care Med, 41：116-127, 2013 ★

9) Leasure EL, et al：There is no "I" in teamwork in the patient-centered medical home：Defining teamwork competencies for academic practice. Academic Med, 88：585-592, 2013

第5章 PADマネジメント～実際どうする？

3. 非挿管患者（NPPVを含む）において鎮痛・鎮静を行うべきか？

長谷川隆一

Point

- 非挿管症例においても，ストレスにより予後が悪化する可能性があり，痛みの評価や鎮痛対策，環境整備，精神的なケアなどの介入を行う
- 非挿管症例に対して，安静の維持やストレスの軽減を目的とするルーチンの鎮静薬投与は推奨されない
- 鎮静薬の投与が適当と判断された場合でも，安全のためにリスク評価やモニタリング，効果判定を継続的に行い，それを行うスタッフ教育も重要である

はじめに

　ICUには重症だが，意識が清明で人工呼吸管理を必要としない，あるいは非侵襲的陽圧換気療法（noninvasive positive pressure ventilation：NPPV）による呼吸管理が行われている症例が多く入室している．これらの症例では気管挿管こそ行われていないものの，挿管症例と同様に術後の創痛やカテーテル挿入の違和感，不安感や喪失感といった身体的・精神的なストレスを有しており，予後に影響を与えることが考えられる．またせん妄を発症する症例も少なくない．したがってこれらの侵害的ストレスを適切に管理するためには，J-PADガイドラインに示された考え方を取り込んでケアに当たることが望ましい．一方，気道確保が行われていない状態では鎮静薬の使用ができない，または使用にあたって特別な注意が必要になる場合があり，気管挿管・人工呼吸症例とは異なる対応が必要である．J-PADガイドラインでははじめてこのCQを取り上げ，システマティックレビューに基づくanswerを示した．

『CQ38：非挿管患者（NPPVを含む）において鎮痛・鎮静を行うべきか？』

❶ 非挿管患者のストレスと対応

　ICU患者のストレスについては，前述のように術後の創痛，大動脈内バルーンパンピング（intra-aortic balloon pumping：IABP）や経皮心肺補助装置（percutaneous cardiopulmonary support：PCPS）などの大口径のカテーテル挿入に伴う痛み，経鼻胃管や尿道カテーテルによる違和感，安静を強要されることの苦痛，ICUの環境（音や照明など）への苦痛，家族と自由に面会できないことへの不満，といったストレスが予後やquality of life（QOL）に影響する．例えばSchellingらはARDSの加療後長期生存した症例を対象に質問紙を用いて調査を行い，QOLを示すthe 36-Item Short Form Health Survey（SF-36）のスコアが正常より21.3%低下し，同時に複数の辛い体験や記憶がposttraumatic stress disorder（PTSD）と関連したと報告した[1]．Schellingらはさらに，心臓血管外科術後症例で手術が成功してもQOLが改善しないことに着目し同様の調査を行ったところ，手術後にPTSDを発症した症例では発症しない症例より有意にQOLが低下し（図1），ICUでのストレスがQOLを損なう要因となっていることを明らかにした[2]．またGranjaらは，ICUの生存症例を対象に質問紙を用いてPTSDのリスクとなる要因について調査したところ，「悪夢」「強い不安」「強い痛み」「呼吸苦」といった記憶をもっている症例でPosttraumatic Stress Syndrome-14 variables（PTSS-14）の値が高く（図2），Schellingらと同様の結果であった[3]．

　これらから，ICUに入室している症例は辛い経験を通じてPTSDをきたすリスクが高く，その結果QOLが低下し予後が悪化するということが考えられる．したがってICUのすべての症例で，疾患背景や医療行為による「辛い」という感覚を適切にコントロールして患

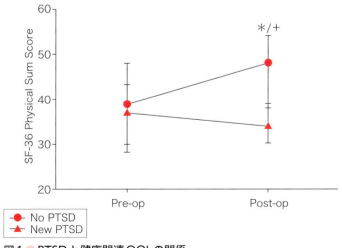

図1　PTSDと健康関連QOLの関係
周術期にPTSDをきたすと健康関連QOL（SF-36）のスコアが有意に低下する
（●はPTSDなし，▲はPTSDを新たに発症した症例）
（文献2より引用）

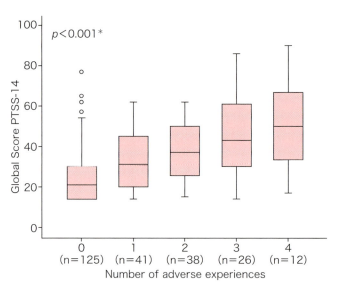

図2 ● 苦痛や辛い体験の記憶とPosttraumatic Stress Syndrome-14のスコア
悪夢・不安・痛み・呼吸苦といったICU入室中の記憶が，PTSSスコアを上昇させ，PTSDの大きなリスクとなる．
（文献3より引用）

者に障害を招く体験や記憶をもたせないことが重要といえる．その具体的な方法としては，**「痛み」の緩和**と**環境整備**および**精神的なケア**ということになる．

　痛みに関しては，第1章で示されたように「患者は日常的に痛みを感じている」ということを認識し，評価とそれに応じた対応を非挿管患者に対しても行うことが推奨される．特に評価については，挿管されていないことや原則鎮静を行っていないことでコミュニケーションは良好に維持されることが多く，痛みについてインタビューすることは容易である．さらにNRSやVASといった定量的な評価（第1章-2参照）だけでなく，痛みの部位や質・持続時間といった質的な評価も可能であり，より細やかな鎮痛対策を行うことができる．ただしJ-PADガイドラインでは鎮痛薬としてオピオイドを第1選択としていることから，非挿管症例では呼吸抑制の問題でオピオイドを使用しにくいこともあるだろう．その場合は適宜，NSAIDsやアセトアミノフェンといった経口鎮痛薬の使用を考慮する．

A38：①痛みを有する非挿管患者では，痛みのレベルを評価し適切な対策を行うことを推奨する（＋1B）．

❷ 非挿管患者の鎮静

　ICUでは治療を優先して，しばしば患者の安静維持が求められる．一方，痛みを制御しても「辛い」という体験が軽減しない場合，安静の維持が困難となる．したがって鎮静の

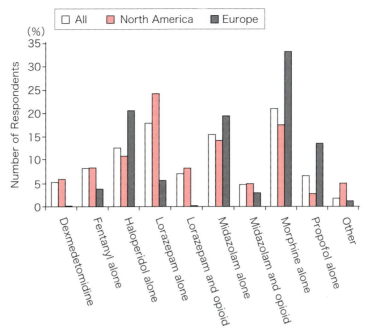

図3 ● NPPV症例の鎮静における第1選択薬
北米および欧州へのアンケート結果
（文献4より引用）

　有益性がリスクを上回る場合には，気道確保されていない状態で鎮痛・鎮静薬を用いた持続的な鎮静が行われることになる．Devlinらは，NPPV中の鎮静薬使用に関する国際的なアンケート調査を行い，85％の医師が鎮静薬の，また94％が鎮痛薬の使用経験があると回答し，鎮静薬ではロラゼパムやミダゾラムなどのベンゾジアゼピン系薬が，鎮痛薬ではモルヒネが多く用いられていることを報告した（図3）[4]．NPPV継続を目的とした鎮静管理については，他にも複数の観察研究やRCTで，NPPVの受け入れの改善や肺炎の予防にデクスメデトミジンが有用であるという報告がみられる[5〜7]が，いずれも小規模でありインパクトはそれほど強くない．一方Huangらは，急性呼吸不全のNPPV症例にRCTを行い，デクスメデトミジンはNPPVの受け入れや鎮静レベルを改善しないと結論しており[8]，非挿管症例に対する鎮静薬の選択には議論が残るといえよう．

A38：②非挿管患者に対する鎮痛・鎮静薬のルーチン使用 を推奨する根拠はない（0,No Evidence）．

❸ 非挿管患者の鎮静に関する注意点

　以上よりストレスを減じるための方策を積極的に導入することは重要であるが，非挿管患者に対してルーチンに鎮静薬の投与を推奨するデータは存在せず，安全性に配慮して

ケースバイケースで慎重に適応を考慮することになる．同時に，適応する場合にどのように安全性を担保するか，また使用量や時間を必要最低限に留める配慮も重要である．ここで米国麻酔科学会は1993年に策定した「非麻酔科医のための鎮静・鎮痛薬投与に関する診療ガイドライン（Practice Guideline for Sedation and Analgesia by Non-Anesthesiologists: ASA-SED）」を2002年に改訂し，一般臨床医による安全な鎮静・鎮痛管理を実現するための新たな注意事項を示している（表）[9, 10]．ICUにおける鎮痛・鎮静とは異なるが，その考え方には多くの点で類似点が見出せる．

例えばASA-SEDでは，鎮静深度を「軽い鎮静」→「中等度鎮静」→「深い鎮静」→「全身麻酔」と連続的に定義し，必要な深度と呼吸や循環に生じうる反応をもとに対応策を講じるとした．この考え方はJ-PADガイドラインでRASSやSASを用いて鎮静深度を細やかにモニタリングしながら調節することに通じる．またASA-SEDでは以下に示す，①術前評価：既往歴，気道評価，絶飲食時間，②モニタリング：酸素化，呼名への反応，心電図，カプノグラム，③鎮静担当者の確保とその訓練：鎮静担当者の集中と一次救命処置，二次救命処置などの緊急時対応，④緊急用機材の準備と薬剤投与：蘇生用薬剤，陽圧換気・気道管理器具，静脈路確保，⑤薬剤投与方法の原則：鎮静薬と鎮痛薬の相互作用，拮抗薬の準備，用量滴定，⑥回復期のケア：退室基準・退院基準策定の重要性，の6つを強調しているが，これらはすべてICUで日常的に行っている情報収集と評価，準備，ルート・薬剤管理，緊急対応といったケアの内容であり，非挿管患者に鎮静を行う場合の注意事項としてそのまま当てはめられる．モニタリングにあたるスタッフには他の業務とのかけもちを禁じている点も，ICUにおけるスタッフィングに応用できる．モニタリングでは看護師の役割が大きく，鎮静・鎮痛に関する薬理学的な知識やケアの介入，緊急時の対応方法などに関して十分な教育と訓練が行われることが非挿管症例への鎮静管理の前提条件といえよう．

A38：③非挿管患者において持続的な鎮静を行う場合は，十分なモニタリングと鎮静深度の評価を行い，必要最低限の鎮静深度と鎮静時間に留めることを提案する（＋2B）．

❹ 症例への対応

56歳男性，急性心筋梗塞から心原性肺水腫を発症し，経皮的冠動脈形成術後にIABPを挿入されICUに入室した．酸素化不良に対してNPPVを導入したところ，30分ごとにナースコールでマスクを外してほしいと訴えている．尿道カテーテルの違和感もある．
＜鎮痛・鎮静を行うことの目的＞
・冠動脈形成術は成功しており一過性の心不全をNPPVで乗り越えたい
・患者の受け入れが改善されれば，心原性肺水腫へのNPPVの成功率は一般に高い
・尿道カテーテルの違和感も緩和され，しばらく安静を維持できる

表 ●「非麻酔科医のための鎮静・鎮痛薬投与に関する診療ガイドライン」のまとめ

項目	具体的内容
1. 術前評価	● 関係のある病歴（主要臓器系，鎮静〜鎮痛の経歴，薬物療法，アレルギー，最終経口摂取） ● 焦点を絞った身体検査（心臓，肺，気道を含む） ● 基礎疾患および患者管理への可能な影響に方向付けられた検査 ● 鎮静直前に所見を確認
2. 患者への説明	● 危険，利益，限界，他の選択肢を説明し同意を得る
3. 術前絶飲食	● 待機的施療：胃内容排出に十分な時間 ● 緊急の状況：目標の鎮静度，治療の延期，挿管法による気管の保護などを考慮し，誤嚥の可能性に注意する
4. モニタリング	● パルスオキシメトリー ● 可能な場合，口頭指令に対する反応 ● 肺換気（視診，聴診） ● 患者が担当者から離れた時は呼気二酸化炭素のモニタリング ● 禁忌を示さない限り血圧と心拍数を5分間隔で測定 ● 著しい心臓血管病変患者のために心電図検査 ● 深い鎮静において： 　禁忌を示さない限り口頭指令やより強い刺激に対する反応 　すべての患者に呼気CO_2のモニタリングを考慮 　すべての患者に心電図検査
5. 人材	● 施療者に施療を通して患者をモニターするためのスタッフを配置する 　この者は患者がいったん安定になったら比較的重要でない中断可能な仕事を手伝ってもよい ● 深い鎮痛において：モニタリングをする者は他の仕事を手伝ってはならない
6. 訓練	● 鎮静薬と鎮痛薬の薬理学　利用可能な拮抗薬の薬理学 ● 一次救命処置－在席 ● 二次救命処置－5分以内に施行可能 ● 深い鎮痛において：施療室における二次救命処置
7. 緊急装置	● 吸引，適切な大きさの気道確保器具，陽圧換気器具 ● 静脈確保器具，薬理拮抗剤，蘇生用薬物 ● 循環器疾患患者には除細動器が即時利用可能 ● 深い鎮痛において：すべての患者に除細動器が即時利用可能
8. 酸素投与	● 酸素補給装置が利用可能な状態にしておく ● 低酸素血症が起きた場合，酸素吸入を施行 ● 深い鎮痛において：禁忌を示さない限りすべての患者に酸素投与を施行
9. 薬剤の選択	● 不安を減少させ，眠気を促すための鎮静剤 ● 痛みを緩和するための鎮痛剤
10. 用量滴定	● 薬物処方は効果を評価するため，十分に間隔を置いて用量を漸増 ● 鎮静剤と鎮痛剤の両方用いた場合，適宜用量を削減 ● 経口薬物処方のくり返し投与は推奨しない
11. 麻酔薬の使用	● 投与経路およびめざす鎮静度にかかわらず深い鎮静と同等の監視を行う
12. 静脈内アクセス	● 鎮静剤を静脈内投与するために静脈内アクセスを維持 ● 鎮静剤をほかの経路から投与－症例ごとに判断する ● 静脈路確保技能をもつ者が即時応対可能であること
13. 拮抗剤	● オピオイドやベンゾジアゼピンを投与するとき，いつでもナロキソンとフルマゼニルが利用可能
14. 回復時のケア	● 患者が心肺抑制の危険がなくなるまで観察する ● 退院後の呼吸循環抑制の危険を最小限にするための適切な退院基準を設ける
15. 特殊状況	● 重度の基礎疾患－可能であれば適切な専門科と相談 ● 循環器や呼吸器の重度の基礎疾患，または手術に対し完全な不動化が必要な場合は麻酔科医と相談

各項目ごとに必要な準備と注意点が示されている（文献10より引用）

＜鎮痛・鎮静方法＞
・デクスメデトミジンの持続静注，0.2～0.6μg/kg/時（高用量より開始し安定すれば減量，循環不安定になる初期負荷投与は行わない）
・デクスメデトミジンが効いてくるまでは，フェンタニルまたはモルヒネの間欠投与を追加してもよい（フェンタニルは25μgボーラス，血圧が低くなければモルヒネ2mgボーラス）

＜予想される限界＞
・デクスメデトミジンによる副作用（血圧低下や徐脈・AVブロックなど）
・心機能低下に伴う血圧低下・ショック時，VF・ブロックなど心筋虚血に伴うイベント時は速やかに気管挿管へ移行すべき

症例 74歳男性，腹部大動脈瘤に対する人工血管置換術後に出血がみられ，再開腹・止血術を施行された．麻酔覚醒後ICU入室となり，腹部の創痛に対しペンタゾシンとヒドロキシジンの間欠投与が約2時間ごとに施行されている．痛みの評価は持続的にNRS：5，眉間にシワを寄せ術後の離床を拒否している．

＜鎮痛・鎮静を行うことの目的＞
・腹部の創痛の緩和により坐位・立位など離床が進む
・痛みを緩和することで，睡眠の質を改善する
・せん妄発症を予防

＜鎮痛・鎮静方法＞
・フェンタニル原液の持続静注，1～2μg/kg/時（高齢者では0.5μg/kg/時～），疼痛増加時は25～50μgボーラス投与
・モルヒネ0.5～1mg/時，疼痛増加時は1～2mgボーラス投与
・経口摂取可能となればNSAIDsやアセトアミノフェン，トラムセット®などへ切り替え，または併用

＜予想される限界＞
・オピオイドによる副作用（呼吸抑制や腸管運動抑制など）
・オピオイドで傾眠傾向となる場合がある

文献

1) Schelling G, et al：Health-related quality of life and posttraumatic stress disorder in survivors of the acute respiratory distress syndrome. Crit Care Med, 26：651-659, 1998 ★
2) Schelling G, et al：Exposure to high stress in the intensive care unit may have negative effects on health-related quality-of-life outcomes after cardiac surgery. Crit Care Med, 31：1971-1980, 2003 ★
3) Granja C, et al：JMIP Study Group. Understanding posttraumatic stress disorder-related symptoms after critical care：the early illness amnesia hypothesis. Crit Care Med, 36：2801-2809, 2008
4) Devlin JW, et al：Survey of sedation practices during noninvasive positive-pressure ventilation to treat acute respiratory failure. Crit Care Med, 35：2298-2302, 2007
5) Senoglu N, et al：Sedation during noninvasive mechanical ventilation with dexmedetomidine or midazolam：a randomized, double-blind, prospective study. Curr Ther Res Clin Exp, 71：141-153, 2010 ★★

6) Devlin JW, et al : Efficacy and safety of early dexmedetomidine during noninvasive ventilation for patients with acute respiratory failure. A randomized, double-blind, placebo-controlled pilot study. Chest, 145 : 1204-1212, 2014 ★★

7) Akada S, et al : The efficacy of dexmedetomidine in patients with noninvasive ventilation : a preliminary study. Anesth Analg, 107 : 167-170, 2008

8) Huang Z, et al : Dexmedetomidine versus midazolam for the sedation of patients with non-invasive ventilation failure. Intern Med, 51 : 2299-2305, 2012 ★★

9) American Society of Anesthesiologists Task Force on Sedation and Analgesia by Non-Anesthesiologists. Practice guidelines for sedation and analgesia by non-anesthesiologists. Anesthesiology, 96 : 1004-1017, 2002

10) 駒澤伸泰，上農喜朗：米国麻酔科学会「非麻酔科医のための鎮静・鎮痛薬投与に関する診療ガイドライン」の紹介．日臨麻会誌, 34 : 252-258, 2014

第5章 PADマネジメント〜実際どうする？

4. 人工呼吸管理中などの成人重症患者に対して，身体拘束を行うべきか？

茂呂悦子

Point
- 身体拘束は，原則として行うべきではない
- 痛み・不穏・せん妄の管理，人工呼吸器からの早期離脱を基本に代替療法で対応する
- やむを得ず身体拘束を行う場合には，少なくとも1日1回の再評価と，少なくとも4時間ごとの合併症の観察を行う

はじめに

　集中治療領域において身体拘束は患者の安全を守り，適正な治療を継続するための手段として用いられている．特に，人工呼吸管理中の患者では気管チューブの計画外抜去を防ぐ目的から身体拘束が実施されている場合が多い[1〜5]．広い意味での身体拘束には鎮静薬や抗精神病薬，筋弛緩薬などの薬剤によるもの（chemical restraint）も含まれるが，ここでは，抑制具を用いた物理的な身体拘束（physical restraint）について，その基本的考え方や減らすための対策，実施せざるを得ない場合の留意点を概説する．

1 身体拘束の基本的考え方

1）国内外における身体拘束の基本的考え方

　身体拘束は患者の尊厳や自律，権利を脅かす本来許されない行為であるが，医療介護の現場では，患者の生命や傷害を予防するための対策として容認されてきた．しかし，2001年に厚生労働省から介護保険施設等を対象とした「身体拘束ゼロの手引き」が提示され，『患者の安全を守るためには身体拘束はやむなし』とする考えよりも，『身体拘束以外の方法で患者の安全を守るべし』とする考えが強化されるようになった．

日本集中治療医学会看護部会では，2010年に全国調査に基づく「ICUにおける身体拘束（抑制）のガイドライン」を策定し「人権擁護の観点から問題があるだけでなく，QOL（生活の質）の低下を招くものであるため，原則としては行わない．しかし，患者の生命あるいは身体が危険にさらされる可能性が著しく高く，抑制による行動制限を行う以外に，代替する方法がない場合に一時的に行うものとする」という基本的考え方を示している[6]．さらに，2014年に日本集中治療医学会が策定したJ-PADガイドラインでも「身体抑制は，その代替策が患者を危険に陥れることなく用いることができない場合にのみ施行すべきであり，ルーチンに用いてはならない」としている．こうした基本的考え方は海外とも共通している（表1）．

2) 身体拘束の実施状況

　基本的考え方は共通していても身体拘束の実施状況は国によって異なっている．Benbenbishtyらが行ったヨーロッパ各国の施設のICUを対象とした調査では，フランス，スイス，フィンランドは40％以上の患者に身体拘束を実施している一方で，英国とポルトガルは0％であったと報告している[5]．また，Martinらが行った米国とノルウェイの比較では，米国が約40％の患者に身体拘束を実施していたのに対してノルウェイは0％であった[9]．本邦では2013年に日本集中治療教育研究会看護部会が実施した調査において，70％の施設で覚醒し，静穏で，指示に従える気管挿管患者でさえ半数以上に上肢の抑制が行われていた[1]．どのような要因がこうした違いに影響しているのかは明確にされていない．本邦で厚労省から「身体拘束ゼロの手引き」が出されて以降，身体拘束を減らす気運が高まった状況を踏まえると，各国の医療制度だけでなく医療を取り巻く環境（政策，法律，経済，文化など）の違いも反映しているのかもしれない．

表1　国内外で共通する身体拘束の基本的考え方

- 身体拘束の目的は患者の最善のケアを促進することである
- 人員不足や環境的要因などを理由に行われるべきではない
- 代替療法が有効ではなかったときにのみ行われるべきである
- 身体拘束を行うか否かは複数の職種によって患者をこまやかにアセスメントし決定すべきである
- 患者・家族へ身体拘束の必要性を説明し実施への同意を得るべきである
- 身体拘束を実施する理由，方法を診療録に記載すべきである
- 医療スタッフの身体拘束を実施するか否かの判断のプロセスを支援するために，施設あるいは学会等で身体拘束のプロトコルやガイドラインを作成すべきである
- 身体拘束の範囲と期間は最小限とすべきであり，実施後も定期的に再評価を行うべきである
- すべての医療スタッフに対して身体拘束に関する知識と技術の教育を行う必要がある（①患者の尊厳・自律・権利，②身体拘束の倫理的・法律的側面，③身体拘束の方法・合併症）

（文献6，7，8を参考に作成）

2 身体拘束を減らすための対策

1）基本的考え方に則した身体拘束実施のプロセス

　　　集中治療を必要とする成人重症患者は，種々の疾病や手術などによる過大侵襲を受けており高度の医療介入なしには生命が維持できない．さらに，不穏やせん妄，鎮静，意識レベルの低下などにより現状を適切に認識するのが難しく，気管チューブや中心静脈ライン，観血的動脈ラインなどの計画外抜去や経皮的心肺補助装置，大動脈内バルーンパンピング，持続的血液浄化装置などの誤作動を引き起こしたり，危険な行動を制止する医療スタッフに暴力的になったりする場合もある．時には，医療者4〜5人で制する緊急事態となり鎮静薬の投与や身体拘束を行わざるを得ない状況にも遭遇する．しかし，身体拘束の継続が患者の治療や安全のための最善の対策とならないことは既知の事実である．身体拘束を一時的な対応とし最小限にとどめるには，身体拘束を必要としている要因を検索・除去するなど基本的な考え方に則した対応が望まれる．基本的な考え方をもとに作成した身体拘束のフローシートを図に示す．

2）身体拘束を減らすための対策

a）身体拘束の必要性の評価

　　　減らすことができる身体拘束とは具体的にどのようなものであろうか．
　　　Lukらはカナダの51のICUを対象に身体拘束の実施に影響する要因を調査し，高用量

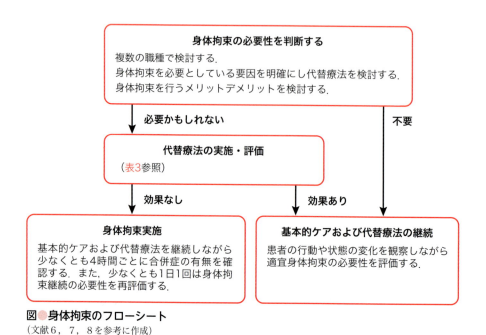

図　身体拘束のフローシート
（文献6，7，8を参考に作成）

のベンゾジアゼピンおよびオピオイド投与，抗精神病薬の使用，不穏（SAS＞4），持続鎮静＋bolus投与，深鎮静（SAS＜3），カテーテル類の計画外抜去のような有害事象が関連していたと報告している[2]．前述の日本集中治療教育研究会看護部会が実施した調査では，70％の施設で覚醒し，静穏で，指示に従える気管挿管患者の半数以上に上肢の抑制が行われ，深鎮静の患者に対しても52％の施設で半数以上の患者に上肢の抑制を行っていた[1]．

身体拘束の理由として，気管チューブやカテーテル類の計画外抜去防止が多いにもかかわらず，身体拘束が計画外抜去を防止するというエビデンスはみあたらない[4, 9]．しかし，静穏に覚醒している患者や深鎮静の患者にも身体拘束が行われている現状をみると，計画外抜去への医療者の懸念が実際の必要性以上に強い可能性もある．

実際，計画外抜去が生じた際「身体拘束をしておくべきだった」，「しっかりと身体拘束をしなければならない」といった意見が最初に提示されていないだろうか．そして，こうした経験のくり返しは身体拘束の必要性を判断する際，計画外抜去に対する強い懸念となって影響しているのではないか．身体拘束の実施の有無と同様に，痛み・不穏・せん妄管理や代替療法の実施状況も振り返り，再発防止策を検討する習慣を根づかせることも重要と考える．さらに，法的責任が問われることへの不安も身体拘束を行う方向へ作用していると推察する．それゆえ，組織的な指針やプロトコルを作成・導入し複数の職種で患者を評価したうえで身体拘束の必要性の判断や代替療法の検討を進める必要があると考える．

b) 基本的ケアと代替療法

Martinらが行った米国とノルウェイの比較では，米国が約40％の患者に身体拘束を実施していたのに対してノルウェイは0％であったが，チューブやカテーテル類の計画外抜去は米国でのみ生じておりノルウェイでは24時間直接患者を観察することで予防できていた．また，ノルウェイの方が米国よりもRASS＝＋1〜2の患者が少なく深い鎮静が行われており（$p < 0.001$），患者-看護師比は米国1：0.65に対しノルウェイ1：1.05と有意に高かった（$p < 0.001$）[9]．

不穏や不適切な鎮静が気管チューブの計画外抜去の要因となることは多くの調査で明らかにされている[4]．したがって，身体拘束を減らす観点からみると，痛み・不穏・せん妄の管理や人工呼吸器からの離脱の促進は重要であり基本的ケアとして実施する必要がある．

さらに，覚醒し，静穏で指示に従える患者や自発的な動きをほとんどしない深鎮静の患者に対する身体拘束を代替療法によって減らす努力も必要である．そこで問題となるのが患者-看護師比である．英国やノルウェイのように患者-看護師比が高ければ見守りでの代替が行いやすいのは間違いない．しかし，すぐに医療体制を変えるのは難しい．したがって，チームメンバーで協力し必要とする見守りのレベル（ベッドサイドで付き添う，少し離れたところから見守るなど）を患者の状態に応じて評価・実施する努力が必要であり，取り組む努力をしなければ身体拘束は減らないだろう．

❸ 身体拘束をせざるを得ない場合の留意点

　身体拘束による主な合併症を表2に示す．身体拘束は一時的な対応とし，時間と部位を最小限にする努力が求められる．また，合併症を予防するための身体拘束方法の工夫や早期解除に向けた基本的ケアと代替療法（表3）の継続が必要である．米国集中治療医学会のガイドラインでは身体拘束を行う場合，その指示は24時間を有効とし，継続が必要な場合は再度指示を出すこと，身体拘束の必要性を少なくとも8時間ごとに再評価し少なくとも4時間ごとに合併症を観察することが推奨されている[7]．

表2　身体拘束の主な合併症

- 皮膚損傷，褥瘡
- 筋萎縮，四肢障害，関節拘縮
- 院内感染，便秘
- 認識力の減退，うつ，怒り，不穏

（文献8を参考に作成）

表3　主な代替療法

- 不穏・せん妄の要因を検索し除去する
- 不安や緊張を緩和する
  リラクゼーションを促す（マッサージ，タッチング，音楽を使った介入），状況認識を促す
  コミュニケーション方法を工夫してニーズの表出を促す
- 鎮痛・鎮静管理を適正化する
- 家族や友人のサポートを促進する
- チームメンバーで協力し必要なレベルのベッドサイドでの見守りを行う
- 人工呼吸管理や各種デバイスの必要性を評価し，可能な限り取り除く

（文献4，6，7，8を参考に作成）

◆ 文献

1) 卯野木健：気管挿管患者の身体抑制を見直す -ICUは監獄か？ ICNR, 1：68-79, 2014
2) Luk E, et al：Paredictors of physical restraint use in Canadian intensive care units. Crit Care, 18：R46, 2014 ★
3) de Jonghe B, et al：Physical restraint in mechanically ventilated ICU patients：a survey of French practice. Intensive Crit Med, 39：31-37, 2013
4) de Silva PS, et al：Unplanned endotracheal extubations in the intensive care unit：systematic review, critical appraisal, and evidence-based recommendations. AnesthAnal, 144：1003-1014, 2012
5) Benbenbishty J, et al：Physical restraint use in intensive care units across Europe：The PRICE study. Intensive Crit Care Nurs, 26：241-245, 2010 ★
6) 必読　日本集中治療医学会看護部会：ICUにおける身体拘束（抑制）のガイドライン〜全国調査を基に〜．2010年12月，Available from：http://square.umin.ac.jp/jsicmnd/icuguide_01.pdf
7) Maccioli GA, et al：Clitical practice guidelines for the maintenance of patient physical safety in the intensive care unit：Use of restraining therapies American College of Critical Care Medicen Task Force 2001-2002. Crit Care Med, 31：2665-2676, 2003
8) 必読　Bray K, et al：British Association of Critical Care Nurses position statement on the use of restraint in adult critical care units. Nurs Crit Care, 9：199-212, 2004
9) Martin B, et al：Use of Physical Restrains IN Adult Critical Care：A Bicultural Study. AJCC, 14：133-142, 2005

索引

数字

2013 PAD guidelines 61, 131, 134
4Es 170
8時間ごとに再評価 186

ギリシャ文字

γアミノ酪酸 74

欧文

A〜C

ABCDEバンドル 151
ABCDEFバンドル 139
ABC trial 62
ADL 141, 149
analgesia-based sedation 52
analgesia-first sedation 52, 61
analgosedation 52
ASE 108
Behavioral Pain Scale 21
BISモニター 86
BPS 21
CAM-ICU 110, 106, 126
chemical restraint 182
Clinical Practice Guideline for the management of Pain, Agitation and Delirium in Adult Patients in the Intensive Care Unit 18
comfort 140
context sensitive half time 62
CPOT 21
Critical-Care Pain Observation Tool 21

D, E

daily interruption of sedative infusion 52
daily sedation interruption 61, 67
DIS 52
discomfort 140
DSI 61
early mobilization 149

G〜O

GABA 74
hypnotic-based sedation 53
ICDSC 106
ICU-acquired weakness 50, 149
ICU-AD 139
ICU-AW 139, 149
ICU後症候群 102
ICUせん妄の特徴 95
ICUにおける身体拘束（抑制）のガイドライン 183
incident delirium 99
J-PADガイドライン 131
NIRS 86
NRS 21
Numeric Rating Scale 21
over-sedation 50

P〜R

PADケアバンドル 169
PEACEモデル 140
PHPS 23
physical restraint 182
PICS 102
post-traumatic stress disorder 48, 50
PRE-DELIRICモデル 112
prevalent delirium 99
Prince Henry Pain Scale 23
PTSD 48, 50, 102
PTSS 102
PTSS-14 175
Ramsay scale 57
range of motion 155
Richmond Agitation-Sedation Scale 58
ROM練習 155

S〜V

SAT 52
Sedation-Agitation Scale 57
SF-36 175
SLEAP study 71
spontaneous awakening trial 52
subsyndromal delirium 103
under-sedation 50
VAP 50
VAS 21
ventilator-associated pneumonia 50

Verbal Rating Scale 23
Visual Analogue Scale 21
VRS 23

和文

あ行

浅い鎮静深度 66
浅過ぎる鎮静 50
浅めの鎮静 162
アセチルコリン 73
アセトアミノフェン 33
アルコール離脱 83
アルコール離脱せん妄 133
安全性 170
医学的昏睡 114
医原性因子 100
医原性リスク 139
痛み 31
痛み対策 51
痛みの評価 27
痛みへの対応 163
医療者の懸念 185
運動療法 163
エプタゾシン 43
オピオイド 33, 39, 40
オランザピン 119, 132
音楽療法 138

か行

開始基準 166
ガイドライン 10
過活動型 94
過活動型せん妄 80, 112, 130
家族（重要他者） 140
活動と休息 141
カプノグラム 178
加齢 96
関節可動域 155
完全作動（作用）薬 40
完全作動薬と部分作動薬 41
基本的ケア 185
客観的疼痛スケール 21
急性脳機能不全 114
教育 173
局所麻酔薬 33
筋力トレーニング 155
クエチアピン 129, 132
継続的な教育 170
ケタミン 36, 120
言語聴覚療法 151
交感神経 140
硬膜外鎮痛 34, 36
呼吸理学療法 154
心の天秤ばかり 10
コリン作動性経路 140
混合型 94

さ行

最善のケア 183
催眠重視の鎮静法 53
作業療法 151
ジアゼパム 80
支援 173
施行中のモニタリング 166
自己調節鎮痛 28
持続鎮静 47
シチコリン 119

実施経験 170
自動的（能動的）運動 154
死亡率 101
重症疾患因子 100
重症度 113
主観的疼痛スケール 21
宿主因子 100
手術部位感染 15
術後痛 16
遵守率 161
情緒発達理論 142
神経伝達物質 73
人工呼吸器関連肺炎 50
身体予後の悪化 95
深鎮静 48
心的外傷後ストレス障害 48, 50
信頼性 56
推進チーム 170, 171
睡眠環境調整 137
スタッフへの支援と教育 171
ストレス 175
スピリチュアルペイン 11
全人的苦痛 11
せん妄 14, 81
せん妄のメカニズム 93
せん妄への対応 163
せん妄予防 97, 118
早期発見・早期治療 97
早期モビライゼーション 148, 149, 151, 154
早期離床 137, 163
早期リハビリテーション 148
早期リハビリテーションの開始基準 154

相互理解	172
相乗鎮静	83
組織的な指針やプロトコル	185

た 行

代替療法	183
多因子昏睡	114
多角的アプローチ	168
妥当性	56, 170
他動的運動	154
多様的鎮痛	14
短期鎮静	76
チームワーク	171
中止基準	166
長期鎮静	76
直接原因	92
鎮静深度	55
鎮静の目的	47
鎮静プロトコル	48, 62, 66
鎮痛優先	10, 162
鎮痛を優先に行う鎮静法	53
低活動型	94
低活動型せん妄	112, 130
定期的に再評価	183
デクスメデトミジン	62, 75, 81, 122, 129, 133, 135
天井効果	39, 42
ドネペジル	119
ドパミン系	74
ドパミン作動性経路	140
トラマドール	43

な 行

ニード階層理論	142

日常生活活動度の低下	95
認知機能障害	101
認知症	94
認知症との鑑別	94
認知症発症の危険性	95
脳酸素代謝量	89
脳組織中酸素飽和度	89
脳波	86
ノシセプション	31
ノルアドレナリン	74

は 行

バージニア・ヘンダーソン	141
背景因子	92
敗血症	113
バイタルサイン	55
発症率	101
ハロペリドール	96, 118, 120, 129, 131, 132, 133
バンドル	11, 168
非ステロイド性抗炎症薬	32
非挿管患者	174
非麻酔科医	178
非麻薬性オピオイド鎮痛薬	39
非薬剤性せん妄	114
評価スケール	55
フェンタニル	63
不穏	13, 48, 80
不穏への対応	163
深過ぎる鎮静	50
副交感神経	140
不十分な鎮静	50
ブプレノルフィン	40

部分作動（作用）薬	40
プレガバリン	36
プロトコル	10, 160, 169
プロポフォール	62, 63, 75, 79, 122, 134, 135
ベンゾジアゼピン	134
ベンゾジアゼピン系鎮静薬	50, 73, 113
ベンゾジアゼピン系薬	82
ベンゾジアゼピン離脱	83
ペンタゾシン	43
法的責任	185

ま 行

毎日の鎮静中断法	67
マズロー	142
麻薬	39, 40
麻薬拮抗性鎮痛薬	40
ミダゾラム	62, 75, 79, 122, 134, 135
メラトニン	121

や 行

薬剤性せん妄	114
誘発因子	92
誘発性昏睡	114
有病率	99

ら 行

理学療法	151
罹患率	99
リスクファクター	138
リスペリドン	132
リバスチグミン	120

◆ 編者紹介

布宮　伸（Shin Nunomiya）
自治医科大学 麻酔科学・集中治療医学講座（集中治療医学部門）教授

1957年　山形県生まれ
1982年　自治医科大学卒業

　外科中心の臨床研修後，麻酔科に進み，術後管理を契機に集中治療に惹かれ，現在に至っています．医学部学生時代，精神科は苦手領域でしたので，将来，せん妄研究に足を突っ込むことになろうとは全く考えていませんでしたが，どうやらこれがライフワークになりそうな気がしています．
　集中治療医学はまだまだ新しい学問領域で，新しい説が提唱されても数年後には揺り戻しが起こってくることも多く，研究対象には事欠きません．集中治療に興味が尽きない，理由の1つかもしれません．現在，集中治療医の数は圧倒的に足りていませんが，このような集中治療の魅力を若手医師に伝え，1人でも多くの集中治療医が育ってくれるよう，努力して行きたいと考えています．

Surviving ICU シリーズ

重症患者の痛み・不穏・せん妄 実際どうする？
使えるエビデンスと現場からのアドバイス

2015年2月15日　第1刷発行

編集	布宮　伸
発行人	一戸裕子
発行所	株式会社羊土社
	〒101-0052
	東京都千代田区神田小川町2-5-1
	TEL　03（5282）1211
	FAX　03（5282）1212
	E-mail　eigyo@yodosha.co.jp
	URL　http://www.yodosha.co.jp/
装幀	関原直子
印刷所	日経印刷株式会社

© YODOSHA CO., LTD. 2015
Printed in Japan

ISBN978-4-7581-1203-1

本書に掲載する著作物の複製権，上映権，譲渡権，公衆送信権（送信可能化権を含む）は（株）羊土社が保有します．
本書を無断で複製する行為（コピー，スキャン，デジタルデータ化など）は，著作権法上での限られた例外（「私的使用のための複製」など）を除き禁じられています．研究活動，診療を含み業務上使用する目的で上記の行為を行うことは大学，病院，企業などにおける内部的な利用であっても，私的使用には該当せず，違法です．また私的使用のためであっても，代行業者等の第三者に依頼して上記の行為を行うことは違法となります．

JCOPY　＜（社）出版者著作権管理機構 委託出版物＞
本書の無断複写は著作権法上での例外を除き禁じられています．複写される場合は，そのつど事前に，（社）出版者著作権管理機構（TEL 03-3513-6969，FAX 03-3513-6979，e-mail：info@jcopy.or.jp）の許諾を得てください．

羊土社のオススメ書籍

自信がもてる！せん妄診療はじめの一歩

誰も教えてくれなかった対応と処方のコツ

小川朝生／著

悩める病棟医は必携！せん妄かどうかをしっかり見極め、正しく対処する方法を基本から丁寧に解説した入門書．患者に応じた抗精神病薬の使い方、ケーススタディも多数掲載！

- 定価（本体3,300円＋税）　■ A5判
- 191頁　■ ISBN 978-4-7581-1758-6

教えて！ICU Part 2 集中治療に強くなる

早川 桂／著

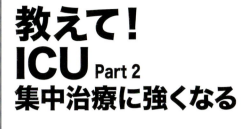

レジデントノートの好評連載の単行本化、待望の2巻目！
教科書には載っていない、ICUの現場で日頃気になっている疑問やアレコレをカンファレンス形式でやさしくレクチャー！

- 定価（本体3,800円＋税）　■ A5判
- 230頁　■ ISBN 978-4-7581-1763-0

救急ICU薬剤ノート

希釈まで早わかり！

清水敬樹／編

救急・ICUで頻用する180の薬剤が使いこなせる！「何で溶かして何分で投与する？」といった超具体的な希釈・投与方法がわかり、計算なしでも投与ができます．エキスパートからのアドバイスも盛りだくさん！

- 定価（本体4,500円＋税）　■ B6変型判
- 373頁　■ ISBN 978-4-7581-1764-7

わかって動ける！人工呼吸管理ポケットブック

「どうしたらいいのか」すぐわかる、チェックリストと頻用データ

志馬伸朗／編

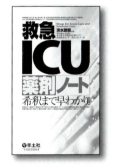

研修医必携！「こういう時はどうするんだっけ？」現場で知りたいことをすぐ引けて、呼吸器設定や患者評価の表など対応時に役立つデータが満載！設定から調節、離脱、トラブル対応まで、チェックリストで判断できる！

- 定価（本体3,500円＋税）　■ B6変型判
- 189頁　■ ISBN 978-4-7581-1755-5

発行　羊土社 YODOSHA
〒101-0052　東京都千代田区神田小川町2-5-1　TEL 03(5282)1211　FAX 03(5282)1212
E-mail：eigyo@yodosha.co.jp
URL：http://www.yodosha.co.jp/

ご注文は最寄りの書店、または小社営業部まで

羊土社のオススメ書籍

Surviving ICU シリーズ

重症患者の治療の本質は栄養管理にあった！
きちんと学びたいエビデンスと実践法

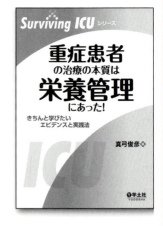

栄養管理の考え方が変わると，治療がもっとうまくいく！

真弓俊彦／編　■ 定価（本体4,600円＋税）　■ B5判　■ 294頁　■ ISBN 978-4-7581-1202-4

重症患者の治療で迷う「経腸栄養や静脈栄養をいつどのように開始するか？」「免疫調整栄養剤は使うべきか？」「下痢の時はどうする？」「病態ごとの栄養管理では何をすべきか？」などを各国のガイドラインやエビデンスをふまえて基本から解説！

敗血症治療
一刻を争う現場での疑問に答える

真弓俊彦／編

目の前の患者を救うためにこう治療する！「感染源を特定できない場合には？」「PMXやCRRTは必要？」「敗血症性DICの治療は？」「SSCGと日本版ガイドラインの違いは？」など日々の悩みを解消！

■ 定価（本体4,600円＋税）　■ B5判
■ 246頁　■ ISBN 978-4-7581-1201-7

ARDSの治療戦略
「知りたい」に答える、現場の知恵とエビデンス

志馬伸朗／編

ARDSにどう対応すべきか？　診断基準や、鑑別のしかた、人工呼吸管理や薬物治療まで、エキスパートの経験とエビデンスをふまえて、とことん丁寧に解説．意見のわかれる問題は、pro-conをあげた解説ですっきり理解できます！

■ 定価（本体4,600円＋税）　■ B5判
■ 238頁　■ ISBN 978-4-7581-1200-0

発行　羊土社 YODOSHA
〒101-0052　東京都千代田区神田小川町2-5-1　TEL 03(5282)1211　FAX 03(5282)1212
E-mail：eigyo@yodosha.co.jp
URL：http://www.yodosha.co.jp/

ご注文は最寄りの書店，または小社営業部まで